江西汉文化符号

江 西 文 化 符 号 丛 书

编委会

编委会主任：郭建晖

编委会副主任：吴永明　黎隆武

编委成员：俞银先　赵东亮　吴信根　吴　涤　汪维国　曾宝芽
　　　　　王广兵　游道勤　张德意　周建森　王治川　郑云云
　　　　　胡　青　施由明　龚国光　蒋力生　谢宏维　陈立立
　　　　　罗伽禄　曾绯龙　龚文瑞

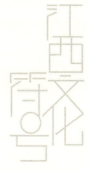

江西文化符号丛书

中医药文化

ZHONGYIYAO WENHUA

蒋力生 / 著

江西人民出版社
江西美术出版社

出版前言

江西"物华天宝,人杰地灵""雄州雾列,俊采星驰",是人文渊薮之地,文章节义之邦。

在历史的眷顾中,文明与智慧在这片古老而富饶的土地上激荡、交融、沉淀、升华,孕育了兼容并蓄、海纳百川、多元特质的江西文化,涌现出辉映史册的杰出人物,积淀了弥足珍贵的人文资源。在整个中华民族的文明史上,江西文化浓墨重彩、影响深远。宋明时期,全盛的江西文化更是成为中华民族文化的结晶和代表。新民主主义时期,江西是全国苏维埃运动的中心区域,成为中国革命胜利前进的伟大基地,红色文化璀璨辉煌。这些具有独特魅力的江西文化散发出馥郁的芬芳,蕴含着温润的力量,氤氲在历史的光阴中,汇聚在时代的大潮中,滋润着广袤的赣鄱大地,滋养着广大的江西儿女。

"文化是一个国家、一个民族的灵魂。"为了深入贯彻习近平新时代中国特色社会主义思想,特别是习近平总书记关于文化建设的重要论述,江西省委、省政府把文化强省作为重大战略,出台了《关于加快文化强省建设的实施意见》,明确提出到2025年,江西要建设成为在全国具有较大影响的文化强省。《江西文化符号丛书》的出版正是江西省委宣传部深入学习习近平新时代中国特色社会主义思想,落实文化强省建设的一项具体行动。

我们策划出版这套《江西文化符号丛书》的初衷,就是力图将江西符号与江西形象、文化自信和文化思考,一起熔冶进书中,通过底蕴深厚的文字与精美个性的画面,带领人们理解江西文化的内涵,感知江西文化的灵魂,藉以给人们梳理出一个清晰的文化发展脉络,提供一个宽敞的文化游历空间,架构一座理解传统文化与先人智慧的桥梁,活化一种历史记忆和时代精神的生动传承。

《江西文化符号丛书》的出版是一项系列工程。当前,我们选取了相对立体的涵盖江西特色文化基本面的12种文化作为第一辑出版,即《红色文化》《山水文化》《陶瓷文化》《书院文化》《戏曲文化》《农耕文化》《商业文化》《中医药文化》8种特色文化，以及《临川文化》《庐陵文化》《豫章文化》《客家文化》4种地域文化。这些都是在江西历史上经过时间检验，已经形成广泛影响，并在较大范围内获得公认的文化成就和文化现象，它们是一道光、一条路，引导人们向光而行，不断续写新的华章。同时，江西文化元素丰富多彩，文化明珠灿若星河，除了以上12种之外，儒家文化、佛道文化、青铜文化、吴城文化、建筑文化等都是江西有重要影响的文化元素，我们将在后续出版规划中予以考虑。

我们在编撰工作中紧紧围绕"正""专""新""特""精""美"来精耕细作。"正"，是指传播正能量，把好政治导向关；"专"，是指既要雅俗共赏、通俗易懂，又要体现学术层面的专业性和权威性；"新"，是指所选内容，不但要注重文化源远流长的历史和发展特征，更要延伸这种文化的美好前景及其在当下生生不息的生命力；"特"，是指文化内容一定要选取最有特质、最有代表性的符号来讲述；"精"，是指选材精、表述精、制作精，以打造精品图书的标准来组织实施；"美"，是指图文并茂，精美雅致，让读者沉浸在美景美物的故事和文化意境中，怦然心动，产生共鸣。

丛书的出版得到了有关方面的鼎力支持和帮助。中共江西省委常委、省委宣传部部长施小琳同志对丛书的编撰出版高度重视，多次研究协调。时任江西省人大常委会党组副书记、副主任朱虹同志，中共江西省委宣传部老领导刘上洋、姚亚平同志对丛书的编撰出版给予了悉心的指导。在丛书配图方面，江西省各设区市委宣传部以及江西画报社提供了有力的支持。在书稿审读过程中，中共江西省委党史研究室、江西省社会科学院、江西省文联、江西省博物馆等众多单位以及江西师范大学、南昌大学等众多高校的专家学者提供了学术上的指导。丛书各册的作者克服了诸多困难，在相对较短的时间内，精心构建框架，广泛搜集资料，创新表达方式，倾情进行写作，为丛书的顺利出版付出了艰苦的努力、巨大的心力。丛书还参考了一些研究成果和图片资料，使用了省内部分摄影家的作品。在此，我们谨向所有支持、帮助过该丛书出版的领导、专家、学者致以衷心的感谢！

限于时间相对匆促，在编撰出版过程中，难免存在缺憾和不足，敬请广大读者批评指正！

丛书编委会
2021年4月

目录
CONTENTS

江西文化符号丛书

导　言 /001

第一章
杏林概览

一、医界春秋 /003

二、星汉灿烂 /017

三、华章焕彩 /027

四、风骚独领 /036

第二章
医苑奇葩

一、脉色通神 /048

二、内科圣手 /059

三、外科巨擘 /078

四、妇科翘楚 /084

五、儿科专擅 /087

六、骨伤神技 /095

七、针灸高强 /101

八、教育普及 /108

第三章
流派峥嵘

一、旴江医学 /118

二、庐陵医学 /129

第四章
药都盛誉

一、资源种植 /142

二、聚散有方 /148

三、炮制有道 /161

第五章
养生智慧

一、养生特色 /168

二、养生大家 /171

第六章
创新发展

一、热敏灸法，天香四溢 /188

二、养生文化，缤纷五彩 /192

三、药都建设，气象更新 /196

四、中医教育，磅礴发展 /199

五、国际交流，无远不臻 /202

后　记 /207

导言

江西是杏林之源始、医药之都邑、养生之福地。自古以来，无论是临床诊疗、药物加工集散，还是养生保健治未病，江西中医均卓有创造，在中国医药史上留下了浓墨重彩。

在临床诊疗方面，内外妇儿、针灸骨伤，各科争妍，奇葩竞艳，名医辈出，流派纷呈。汉末名医董奉，晋代名医许逊，唐代伤科蔺道人，宋代脉学崔嘉彦、妇科陈自明、痈疽外科李迅，元代骨科危亦林、舌诊杜本，明代医林状元龚廷贤和名医龚居中、李梴，清代名医喻嘉言、黄宫绣等，都是医学史上的璀璨明星。与此同时，地域性医学群体也应运而生，旴江医学是最具代表性的江西医学群体，此外，庐陵医学、赣鄱医学也颇有特色。

在药物加工集散方面，江西本草资源丰富，药材加工技术精湛。宋代伊始，樟树镇就充分利用江河水运之便，聚集四方药材，加工炮制，远销全国各地乃至海外，素有"药不到樟树不齐，药不过樟树不灵"之誉，是海内外公认的"药都"。药材加工方面，形成了有名的"樟树帮""建昌帮"，促进了中药炮制技术的发展。

在养生保健方面，依托山水之胜、鱼米之丰及人文之盛，江西养生文化别具一格，既有四时起居、饮食服饵、导引静坐养生的地域特色，又受到道家、禅宗、理学的深刻影响，涌现了像许逊、施肩吾、李鹏飞、朱权、罗洪先、万全、徐文弼、黄元吉等一大批历史上著名的养生大家。

江西中医药的历史发展，与江西传统文化的发展密切相关。宋明以来，江西科举发达、教育兴盛、理学流行，直接促进了中医药文化的繁荣。中华人民共和国成立后，江西中医药的发展翻开了新的篇章，中医药服务能力大为提升，高等中医药教育健康发展。近年来，江西省人民政府提出了建设"国内领先、世界知名"的中医药强省目标，在中医医疗服务、中药种植加工、中药制造、中医药健康旅游等方面均制订了新的发展规划。尤其是以热敏灸为代表的中医艾灸技术，正在成为中医药发展的名片，广播四方。

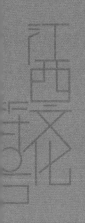

第一章 杏林概览

XINGLIN
GAILAN

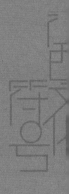

一、医界春秋

江西医学发展的历史,始终和江西经济文化的发展紧密相关,有着相生共振的一致性,形态上经历了由巫士医学逐步向方士医学、道士医学、儒士医学、医士医学的转化,本质上是科学技术不断战胜巫风鬼俗等的文明表现,体现出历史上江西医家善于学习、勇于创新、敢为人先的人文精神。江西中医药文化是中华优秀传统文化的重要组成部分,更是江西文化的璀璨篇章。

1. 先秦两汉

从远古到秦代,江西一直处于"化外"之境,在这古老而又蛮荒的土地上,巫风炽盛,鬼俗流行,巫祀和傩舞是驱瘟避疫的主要形式。此时的医学或被称为巫士医学。

到了战国秦汉之际,江西虽然偏居一隅,但安定而少

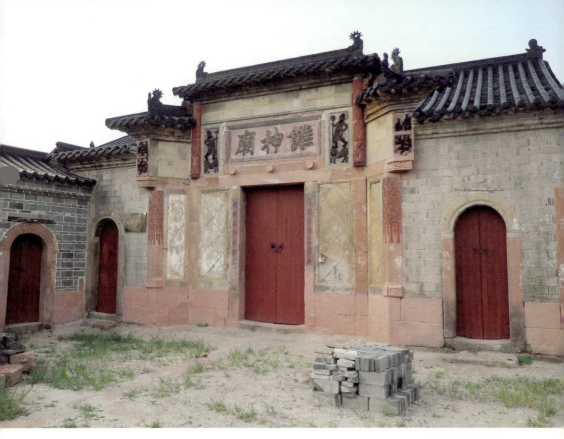

南丰石邮村傩神庙

战乱,幽僻的山水形胜吸引了诸多早期的方士来此隐居修真,探寻方术,采药炼丹,施药行善,由此萌发了江西早期医学的胚芽,巫士医学逐渐蜕变为方士医学。

秦汉时期,随着《黄帝内经》《妇人婴儿方》等医经、经方的相继问世,中医理论和临床实践均进入智性发展的阶段,涌现了一大批像扁鹊、公乘阳庆、涪翁、仓公这样的杰出医家。江西由于受地域、经济和社会发展的影响,文献记载虽然没有传统意义上以医为业的中医医家,但也不能说江西中医还是一片空白。

2016年,南昌西汉海昏侯墓发掘出土了5200多枚竹简,据初步勘察,其中包含相当数量的医药简,已能断定的有医方和房中养生内容,专家推测可能会有长沙马王堆汉墓出土的类似医书。目前,有关专家正对这些竹简进行系统的释读工作,相信不久的将来一定会有重大发现。

最近,中国中医科学院发表研究论文,揭示了一个重大发现。中国中医科学院等单位通过对海昏侯墓西回廊(西藏阁)发掘出土的木质漆盒中装有的疑似药材进行研究,判明海昏侯墓出土样品为中药地黄和辅料层的复合体,其加工工艺推测为地黄经水热处理后加上辅料层,为迄今为止发现的我国古代最早中药炮制品实物。专家通过对辅料层的分析测定,认为海昏侯墓出土的地黄炮制品最有可能的加工方法为米蒸法,我国蒸法及米辅料加工法的应用历史应提前至公元前59年,比最早记载于《备急千金要方》的米蒸地黄早了700多年。有药必有医。由此表明,至迟在刘贺被废贬南昌时期即西汉中叶,江西的医学和药物炮制已经具有相当高的水平。

西汉中期以后,特别是到了东汉末年,随着道教的创立,一种新型的民间医学群体——道医,经过多年的演变,开始活跃于

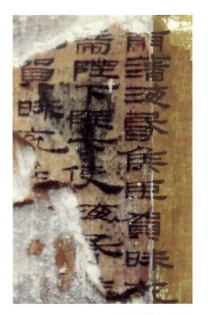

海昏侯墓出土简牍

赣鄱大地，逐渐为人们所熟识。

早在西汉昭帝时，有浮丘公带着两个弟子以及方士丁令威，西汉末有梅福、东汉末有张道陵等道医术士相继来到江西，分别隐居于洪都西山、南城麻姑山、樟树阁皂山以及贵溪的龙虎山等地，或修行，或传教，炼丹制药，传医治病，对江西的医药发展起到了重要的推动作用。至今麻姑山尚有浮丘公"浮丘丹井"，阁皂山有丁令威"丁仙峰"及"丁真人坛"，龙虎山有张道陵"天师坛"等遗址存留。特别是梅福、张道陵两人，在江西几乎是家喻户晓的人物。

梅福曾任南昌尉，汉平帝元始中退官居家，日以读书养性为事。王莽篡政后，梅福抛妻弃子，隐居南昌西郊洪崖山、逍遥山等地，坐拥佳山胜水，尽享林泉之乐，活了100多岁，成为江西历史上养生长寿的代表人物。梅福隐居的洪崖山后来改名为梅岭，至今仍是旅游康养的胜地，山上原有的子真祠、梅仙观、梅仙坛等纪念梅福之建筑尚有遗迹可寻。

张道陵在江西布道传医长达30年，不仅创立了天师道，而且擅长符箓丹药治病，是有名的道教医家，据传其所撰《神仙得道灵药经》是现知最早的道医著作。张道陵以一代天师的身份对后世江西道教医学的传承发展产生了巨大的推动作用。

2. 魏晋隋唐

魏晋南北朝时期是我国古代史上一个动荡的时期。相对长期的动乱，江西还算是比较安全稳定，社会经济也有较大发展。同时，由于人口流动，中原文化的融入以及佛道兴起，推动着江西医学的发展。

这个时期，江西医学的发展已由秦汉的方士医学逐步转变为道士医学。在以道医为特征的医学群体中，江西本土的医家不断增加，仅方志所载医家就有12人，如南昌的吴猛、张氲，上饶的王遥，宜春的丁义、周义山、王朔，九江的陶澹、幸灵、叶千韶等。

与此同时，外来道医也是推动江西医学发展的积极力

南城麻姑山仙都观

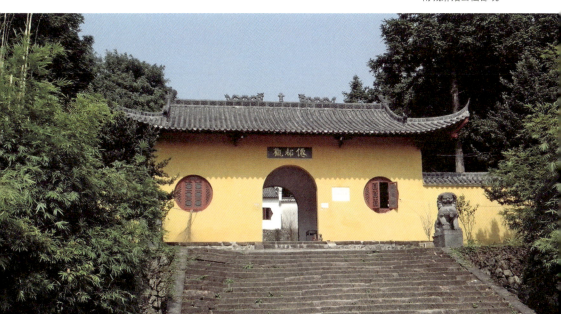

量，其中影响最大的有四人，即葛玄、葛洪、董奉和许逊。

隋唐时期是中国古代封建社会趋于成熟与繁荣的时期，经济文化的发展和科学技术水平的提高，特别是造纸技术的进步、雕版印刷的推广，以及医学管理和医学教育制度的完善，极大地促进了医学的发展。这一时期，江西社会繁荣稳定，经济文化与大中国的历史发展基本同步，实现了在长江中下游的崛起。医学的发展也进入了一个重要的历史时期，突出的特点就是本土医家大量增加，独立的医学专著不断涌现。

根据方志调查，隋唐时期江西的医家共38人，著名的有恪守医道的郭常，善治疑难杂症的万振，善疗疔肿痈疽的地方名医韩光、喻义，善疗发背的白岺，精于骨伤的蔺道人，折草为药的印肃，乐助善施的萧灵护，钻研医史的甘伯宗，擅长丹道养生的崔道人、施肩吾等。

医学专著至少有12部，如彭蟾的《凤池本草》《庙堂丞镜》，洪氏的《洪氏方》，喻义的《疗痈疽要诀》《疗肿论》，甘伯宗的《名医传》，蔺道人的《仙授理伤续断秘方》，崔道人的《入药镜》，施肩吾的《钟吕传道集》《西山群仙会真记》《华阳真人秘诀》等。这些著作中，蔺道人的《仙授理伤续断秘方》是我国现存第一部骨伤科专著，对后世骨伤科的发展产生了较大的影响；甘伯宗的《名医传》介绍了唐以前的名医120人，是我国最早的医学人物传记著作。崔道人和施肩吾的几部著作是道教早期内丹学的基础性著作，对道教内丹修持方法的传播起了非常重要的作用。

值得注意的是，在中医学学科体系基本确立、以医为业的医学群体基本形成的时代，江西的医学群体仍然以道医为主流，不是十道九医，就是十医九道。据统计，方志所载隋唐时期的38名医家中，除2人记载不详外，道医达到了32人，约占总人数的90%。这一现象可能与江西地区深厚的道教文化底蕴有关，也在一定程度上表明江西尚鬼信巫的习俗依然盛行，因而医学群体的专业化转变比较缓慢，医家的职业行为中方术、道术的成分比较多，对医学本身的理论思考和临床经验的总结不够，故在全国有影响的医家和著作不多。

3. 宋元时期

宋元时期是我国医学发展的重要时期。从北宋起，由于政府对医学的高度重视，完善的医疗机构和管理系统的建立，方书本草的大量印行，医学知识的普及，加之"右文崇儒"政策的引导，许多儒学之士进入医者队伍；历经南宋理学和金元学派争鸣的撞击，无论是医学理论还是临床实践，我国医学均获得了前所未有的发展。

这一时期，江西已经成为中国经济和文化的中心区域之一，真正进入"物华天宝，人杰地灵"的时代。与此相应，江西医药后来居上，一改过去缓慢发展的状态，不仅一跃成为全国中医药的重镇，而且迎来了快速发展的巅峰岁月，一度处于全国领先的地位。

此时的江西，医学名家群星璀璨，医学著作繁花竞放，临床各科齐头并进，引领着中医药的全面发展。根据对江西方志的初步调查，宋元年间，江西名医多达143人，有医学著作75部。临床上，精通脉学的崔嘉彦、通晓内科的严用和、长于妇科的陈自明、擅长骨科的危亦林成为享誉全国的四大名医。医学群体的总体结构也实现了由道医向儒医的转化，医生的整体素质大为提升。

宋元时期，江西的医学全面发展，在医经、本草、医方、针灸、脉法、舌诊、妇科、外科、骨伤科及养生、医史、法医等方面都取得了许多成就。

在医经阐发方面，北宋安福刘元宾的《伤寒辨类括要》，注解多有新意，是研究伤寒论一部较为重要的参考文献。元代崇仁熊景先的《伤寒生意》，于《伤寒论》多所发明。元代崇仁李季安作《内经旨要》，吴澄评价此书："观者有径可寻，有门可入。人人能读内经，而得其奥，而得其源，则于儒家穷理尽性之方，医家济人利物之务，其不大有所神欤。"元代庐陵谢缙孙的《难经说》"殊有理致源委"，是一部很有参考价值的《难经》注解。

在本草方面，南宋婺源王炎所辑《本草正经》，为《神农本草经》的第一个辑佚本，目的是使《神农本草经》得以流传，为明清辑复《神农本草经》开风气之先。元代宜丰胡仕可的《本草歌括》，把本草的药性、图形编成歌诀，对于医学启蒙教育贡献良多，李时珍对该书给予了较高评价。

在方书编纂方面，刘元宾的《神巧万全方》，选取《太平圣惠方》疗效确切的方剂并结合自己的经验编辑而成，尤其"伤寒中风诸证"的阐述最为完备且颇有发明。南宋鄱阳洪遵的《洪氏集验方》，辑录了他多年收集而得的验方。南宋南城黎民寿的《简易方论》，理法方药齐备，议论精到，具有极高的临床价值。南宋庐山严用和的《济生方》《济生续方》，在海内外都享有较高声誉，其中记载的医方不少仍为当今临床习用。元代南丰危亦林的《世医得效方》，是医方的经典之作，集危氏五代积累的验方秘方，涉及临床各科，被誉为中医的"临证指南"。

在针灸方面，宋有席弘、王克明、程约，元有黄子厚、程汝清、王国瑞，都是有名的针灸大家。北宋临川席弘的《席弘赋》，被明代徐凤收录在《针灸大全》中。元代婺源王国瑞的《扁鹊神应针灸玉龙经》，以歌诀的形式论针灸，剖析简要，循览易明。

在脉学方面，江西长于脉学的医家颇多，宋代有释法蕴、刘元宾、王克明、崔嘉彦、严三点、刘开、杨贲亨、黎民寿、元代有杨用安、姚宜仲、董起潜、程汝清、刘岳。其中对后世影响最大的当属南宋崔嘉彦。他在《崔氏脉诀》中以《难经》的浮、沉、迟、数为宗,以风、气、冷、热主病的脉诊纲领,化繁为简,是脉学的一项重大革新。

在舌诊方面,元代清江杜本的《敖氏伤寒金镜录》,是我国最早的舌诊专著,受到历代医家的重视,对舌诊的专门研究具有极大的启迪意义。

临床各科也大有发展,许多方面处于全国领先地位。

在妇科方面,宋代徐夫人、金吉甫、汤执中、陈自明均为江西著名妇科医家。陈自明在妇科上的贡献最大,他的《妇人大全良方》是当时最完善的妇产科专书,为其后妇产科的发展奠定了基础。

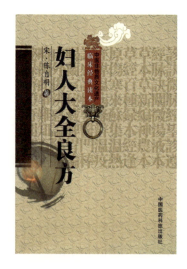

《妇人大全良方》书影

在外科方面，宋代遂川李迅的《集验背疽方》、陈自明的《外科精要》，均为治疗痈疽的经典之作，其中所载方药颇具临床价值。危亦林的《世医得效方》卷十八专列"正骨兼金镞科"一门，系统地整理了当时骨伤科的成就，详细地记载了麻醉药方及其使用方法以及各种骨折和脱臼的整复方法与处理原则。对于脊椎骨折，该书首创"悬吊复位法"，比英国医生达维斯提出该方法早了约600年。

在养生方面，宋代九江施肩吾的《西山群仙会真记》，参考医学理论，教人不可沉溺房事、过量服食金石之药，宜收心敛气、存神固命。朱熹的《调息箴》以及后人辑编的《朱子静坐说》，对传播调息静坐养生法起到了很大作用。元代九江李鹏飞的《三元参赞延寿书》是历史上久负盛誉的养生名著。

在法医方面，北宋吉水王端礼有法医学著作《疑狱集》。南宋吉水赵维城有《洗冤录驳难》，文天祥对该书评价很高，认为其对宋慈《洗冤集录》"有羽翼之功"。

4. 明清时期

明清时期是江西医学全面稳定发展的时期。这一时期，医家众多，医著宏富，终生以医为业的专业医生成为医学的主体力量，一大批名医享誉医林。根据初步调查，明清两代，江西的医家有 1200 多人，医学著作有 700 多部。仅根据江西地方志的统计，明代医家有 260 人，著作 112 部；清代医家有 533 人，著作 423 部。著名的医家有龚信、龚廷贤、龚居中、李梴、万全、聂尚恒、沈应善、彭用光、喻嘉言、黄宫绣、谢星焕、蔡宗玉、唐容川、黄石屏等。

明清两代，江西医学在发扬光大宋元医学成就的基础上，无论是理论建设还是临床实践均有出色的表现。

在理论建设方面，明代龚廷贤的《万病回春》《寿世保元》，龚居中的《红炉点雪》，李梴的《医学入门》等，都对《黄帝内经》《难经》《伤寒论》等经典医著的理论多有阐释发挥。在理论建树上贡献最大的要数清代医家喻嘉言、黄宫绣。喻嘉言的"大气论""秋燥论""脾胃论"以及关于《伤寒论》的"三纲鼎立"之说，均卓然独见，至今仍为医林折服。黄宫绣《脉理求真》《本草求真》关于脉学、药学的理论见解也颇有独到之处。

在临床实践方面，内科、儿科、针灸、养生等都各具特色。

内科方面，通过方志调查，共有 22 名内科医家，著作有 19 部，其中以龚信、龚廷贤、龚居中、李梴四位医家最为著名，他们的著作如《万病回春》《古今医鉴》《红炉点雪》《医学入门》等，多以内科证治为主，并包含基础理论以及各科的证治，影响深远。如龚廷贤《万病回春》中记载了温清散、加减四物汤等方治疗妇科各种疾病。他还首先提出了"麻疹"这一病名。龚居中为治疗"痨瘵"专家，所著《红炉点雪》论述治疗"痨瘵"理法，多有创新。李梴的《医学入门》融会各家学说，所论解剖之心与神明之心的区别、心包即命门、三焦亦一焦的理论，对中医内科的发展做出了一定的贡献。

儿科方面，明代江西儿科医家共有 16 位，著作共有 12 部，其中以万全、聂尚恒最为著名。万全祖籍江西进贤，出身中医儿科世家，所著《片玉心书》《育婴秘诀》《幼科发挥》《幼科指南》《片玉痘疹》《痘疹心法》等儿科六书，极大地丰富了儿科内容。聂尚恒也是儿科大家，所著《活幼心法》《痘科慈航》均为小儿痘疹专著。他的儿科学术思想多为后世儿科医家所效法。此外，龚廷贤不仅在内科成就颇高，在儿科也有很大影响，所著《小儿推拿秘旨》是现存最早的儿科按摩著作，创了利用推拿治疗小儿疾病的新篇章，丰富了儿科治疗的方法。

针灸方面，明代江西医家十分重视针灸，许多医家都擅长针灸，或是养生，或是治病，或是病后恢复，针灸临床范围大为拓展。龚廷贤《万病回春》提出用灸法补益身体、壮根固本，还用灸法治疗多种急症。李梴《医学入门》提出了许多新的针灸理论。龚居中的《红炉点雪》卷四有利用灸法治疗"痨瘵"的内容，将灸法的治疗面扩大到虚实寒热诸证。

养生方面，江西在明清两代涌现了一批养生大家，如明代的朱权、罗洪先、伍冲虚、清代的徐文弼、柳华阳、黄元吉、章穆等。龚廷贤、龚居中、万全不仅医术高明，而且善于养生，都享高寿，如龚廷贤享年97岁。养生著作层出不穷，既有通论养生的，如《养生四要》《福寿丹书》《寿世保元》，也有分类养生的，如精神养生的《神隐》、四时养生的《运化玄枢》、饮食养生的《调疾饮食辨》、导引养生的《活人心法》《万寿仙书》《寿世传真》、道家养生的《救命索》《天仙正理》《乐育堂语录》等。还有不少医书也载有养生的内容，如龚廷贤的《万病回春》提到了养生固本的熏脐法，《寿世保元》《鲁府禁方》的"神仙接命秘诀""呼吸静功妙诀""延年廿箴"等养生功法与歌括。龚居中的《红炉点雪》记载了"却病要诀""静坐功夫""却病延年一十六句之术""动功六字延寿诀"等保养方法。

新近出版的《道家养生精要》载录了上述养生大家的大量养生经验。

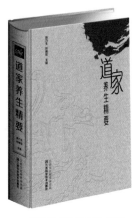

《道家养生精要》书影

二、星汉灿烂

江西历史上名医辈出，流派纷呈。据初步调查，历史上有姓名可考的江西医家约有 2000 人。本篇介绍的历代名医都是江西医学历史星空中璀璨夺目的明星。

其中，汉末名医董奉，晋代名医许逊，唐代伤科蔺道人，宋代脉学崔嘉彦、妇科陈自明、痈疽外科李迅、内科杂病严用和，元代骨科危亦林、舌诊杜本，明代医林状元龚廷贤，名医李梴、龚居中，清代名医喻嘉言、黄宫绣、谢星焕等，更是中国医学史上耳熟能详的大家。

1. 晋唐名医

魏晋南北朝时期，江西本土的医家不断增加，仅方志所载医家就有 12 人，如南昌的吴猛、张氲，上饶的王遥，宜春的丁义、周义山、王朔，九江的陶澹、幸灵、叶千韶等。

隋唐时期的医家共 38 人，最著名的有精于骨伤的蔺道人，擅长养生的施肩吾等。

董奉原籍福建侯官，后来隐居江西庐山，可能卒于西晋永嘉年间，传说活了 100 多岁。董奉是与张仲景、华佗齐名的汉末"神医"。董奉善于扶危救急，有起死回生之术，葛洪将其载入《神仙传》，史称为真人。董奉不仅道术高明、医术神奇，而且品德高尚，作为"杏林"之典的主人，他在中医药文化史上的地位千古传诵。

晋朝许逊，天资聪颖，立志为学，精通百家，尤好道家修炼之术。曾拜吴猛为师，得其秘诀。后又与当时的大文人郭璞结交，访名山福地，觅修真炼丹之所。所著《灵

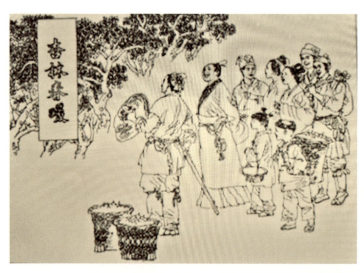

杏林春暖

剑子》《灵剑子引导子午记》,为现存最早的脏腑导引著作。

唐代施肩吾,酷好道教神仙之术,隐居江西新建修道,世称"华阳真人"。施肩吾参加殿试,被钦点为状元,有诗名,趣尚烟霞,志慕神仙,时人称其为"烟霞客"。后深惧仕途险恶,即离京东归。著有《养生辨疑诀》《西山群仙会真记》等道家养生著作。

唐代蔺道人所撰《仙授理伤续断秘方》,为我国现存最早的中医骨伤科专著。该书叙述了骨折和关节脱臼的固定方法,丰富和促进了我国正骨技术,并且提出了复杂骨折治疗的基本原则,创造性地改进了复杂骨折的治疗技术。尤其是书中记载的"椅背复位法"治疗肩胛骨脱臼,运用衬垫辅助,采用伸拔、对臼、捻正等手法复位,操作方法简便易行,治疗效果良好,在世界医学史上属首创。

2. 宋元名医

宋元时期,江西医学在转型发展的过程中,涌现了一大批名医,除了精通脉学的崔嘉彦、通晓内科的严用和、长于妇科的陈自明、擅长骨科的危亦林等享誉全国的四大名医外,还有许多富有成就的医家。

北宋刘元宾,博学多才,通晓天文地理,尤精于医学,后入翰林医局,官至殿丞。所著脉学、针灸、伤寒等方面

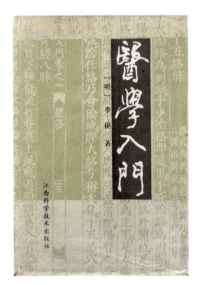

《医学入门》书影

的著作十多种。其中,《注解叔和脉诀》为注解《王叔和脉诀》第一家,《伤寒论注解》为注解张仲景《伤寒论》第一家,而《洞天针灸经》则为江西最早针灸专著。刘元宾不仅是一位医术全面的医家,而且是宋代江西著述最丰的一代名医。

南宋崔嘉彦,善脉诊,著有《崔氏脉诀》。该书为四言歌诀体,押韵上口,通俗易懂,便于学医者习诵,易于推广,成为后世学习和传授脉法的重要蓝本。该书对脉学理论的总结和传承光大起了很大作用。

南宋严用和,擅长外感和内伤杂病,旁及外、妇、五官诸科,著有《济生方》和《济生续方》。严氏以脏腑学说为基础,从人体生理、病理特性来分析病因病机,以虚实寒热各型证候作为立法疏方的依据,把前人理论经验与临床实践相结合,至今仍为临床所遵从。

南宋黎民寿,精通医术,通晓诸科,为杜光庭《玉函经》作注,著有《决脉精要》《断病提纲》《简易方论》等,前三书为脉学著作,对脉学理论多有创获;后者为方剂著作,在方论探索方面很有贡献,具有较高的学术价值。

宋代李迅,以儒学传家,以医著名。精于外科,著有《集验背疽方》。该书对背疽的发病、诊断、用药、禁忌等议论详尽精当,所汇集之方剂具有简、便、验、廉之特色,为疡科之善本。

南宋席弘,出生于医学世家,针灸之术精妙,善治内、外、妇、儿、五官、骨伤等科急重症,辨穴施针,捻转补泻,有立竿见影、起死回生之效。所著针灸歌赋《席弘赋》,强调灵活运用腧穴定位,重视审穴,颇有见地。

宋代陈自明,承三世家传,长于妇科、外科,提出"世无难治之病,有不善治之医;药无难代之品,有不善代之人"的积极治疗思想。他以当时传世的妇产科书"纲领散漫而无统,节目简略而未备。医者尽于简易不能深求遍览"为虑,采撷众书,附以家秘,编成《妇人大全良方》。该书为中医妇科必备之书。

元代危亦林,五世业医,不但家学渊源深厚,并间有名师传授。至危氏以骨伤科、外科、五官科著名。他集其高祖以下五世所藏验方,撰成《世医得效方》。对骨伤科诊治的论述具有较高的学术价值。悬吊复位法更是世界伤科史上的创举。

元代杜本,博学多才,精通天文、地理、律历及岐黄之术。他曾师从杭州罗知悌,并得其秘传。临床精于舌诊,所著《敖氏伤寒金镜录》一书,是我国现存最早的舌诊专著。

元代赵宜真,擅长外科。所辑《仙传外科集验方》,论述痈疽尤为详细,强调痈、疽、疔、疮的辨证求因和审因论治,在中医外科学史上影响深远。

元代范叔清,是我国最早有史料记载从事喉科的专科医生,并有传人危亦林,开创了盱江医学喉科"喉针"流派。范氏所创喉针、喉药、喉枪之法,受到后世广泛推崇。

元代李鹏飞所著《三元参赞延寿书》,吸纳儒释道三家之说,内容丰富而颇具启发性。所论"三元"养生学说,在中医养生文化史上占有重要地位;所论食物损益,别具一格,发人警醒。

3. 明清名医

明清时期,江西医学进入全面稳定发展的时期。这一时期,名医辈出,群星璀璨。明代著名的医家有朱权、龚信、龚廷贤、龚居中、李梴、万全、聂尚恒、沈应善、彭用光等,清代著名的医家有喻嘉言、黄宫绣、谢星焕、蔡宗玉、唐容川、黄石屏等。

明代朱权，明太祖朱元璋第十七子。永乐初改封南昌，晚年精于黄老之术，讲求修身炼养之道。一方面，以道为崇，寝馈于修持炼养；另一方面，以医为尚，钟情于药食护身。朱权著述的医药养生著作有《延寿神方》《乾坤生意》《乾坤生意秘韫》《活人心法》《神隐》《运化玄枢》《救命索》等。

明代龚廷贤，承父龚信之业，以"良医济世，功与良相等"自勉。博考古方，穷原竟委，临症"决人生死，莫不奇中"。万历年间，他到开封游玩，不料赶上那里疫疠流行。他凭着一个医者固有的责任感和才识，参与救治，并救活了很多人，因此而名噪一时。龚廷贤有"医林状元"之誉，其所著《万病回春》诸书，对海内外医家颇有影响。

明代徐凤，著名针灸医家。编著《针灸大全》，其中《金针赋》最早提及烧山火、透天凉的技法，受到后世医家推崇。

明代龚居中，医术精湛，擅长内、外、妇、儿各科，尤其擅长治疗肺痨，是中国医学史上治疗"痨瘵"的专家。他一生著作颇多，涉及临床各科，其中《红炉点雪》是第一部

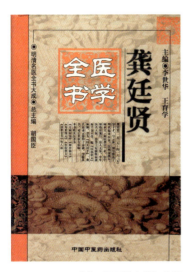

《龚廷贤医学全书》书影

论述"痨瘵"的专著,对后世影响深远。

明代李梴,著名儒医。所著《医学入门》,医文并茂,寓医理于诗词歌赋之中,歌诀纲目清晰,阐释广博,便于记忆和学习,流传甚广。

明代万全,祖籍江西进贤,为万氏儿科第三世传人。他不仅勤于临床、精于辨证,活人无数,名震一时,而且善于总结,乐于笔耕,老而弥奋,著述甚丰,一生撰有17种医学著作。

明代聂尚恒,早年从政,后以医术著称于世,擅长于治疗小儿痘疹。著有《奇效医述》《活幼心法》《医学汇函》《痘科慈航》《扁鹊八十一难经》等医学专著。其中,《活幼心法》是一部论痘疹的专著,对痘疹不同阶段的特点、病因病机、临床症状及调治方药都进行了分析讨论,内容丰富,是聂氏一生的经验结晶。

清代喻昌,博学宏才,淡泊名利,注重济世之学。为医能理论联系实际,著述多发前人之未备。深痛庸医误人,著《医门法律》,阐述治法,提示禁律,辨别疑似,剖抉幽微,使业医者审证用药,既有所警,又有所循,功莫大焉。所著《尚论篇》发挥仲景之遗蕴,《寓意草》提出"议病式"之规范,在医学史上颇有影响。

清代章穆,自幼好学深思,博闻强识,善岐黄之术,著有《调疾饮食辩》《四诊述古》《伤寒则例》《药物指南》《五种心法》等书。其中《调疾饮食辩》是中国食养食疗文化的代表作之一。该书全面系统地介绍了药用食物的名实、产地、性味、功用及宜忌,广征博引,考订评述,辞畅理明,见解独到。

清代黄宫绣,著名医药学家,江西古代十大名医之一,有"医学翰林"之誉。为医注重实践,探求真理,故其著作均名为"求真"。所著《脉理求真》《本草求真》旨在探求脉学、药学之真谛,颇切实用,至今对临床诊疗用药仍具有指导意义。

清代谢星焕,出身于医学世家,行医40余载,声誉卓著,通晓诸科,尤精内科、喉科,善治各种喉风、喉痹、梅核症等病,是旴江喉科流派的代表人物。撰有《得心集》,后经其子谢甘澍整编成书,即今之《谢映庐医案》,被誉为医案珍品。

清代蔡宗玉,天资聪颖,博览群书,恩授贡生,随祖父、父亲学医,深得真传。蔡宗玉选方择药独具见地,往往有出人意料之奇效,时称"妙手"。著有《医书汇参辑成》,重视中医基础理论,对《黄帝内经》《伤寒论》颇有研究。

清代翁藻,所著《医钞类编》内容不但包括《黄帝内经》《伤寒论》等中医传统经典之论,而且汲取历代众多医家之说。该书在中国医学史上具有"教科书"性质,是初学者的入门书籍。

清末民初的黄石屏，是著名的针灸医师，时称"神针"，曾在上海、扬州、南通一带以"江右金针黄石屏"挂牌治病，专治风劳、臌膈、耳聋、霍乱、痹症、癫症、调经、定胎、无嗣或绝育等疑难杂症，无不应手奏效。著有《针灸诠述》《黄氏金针》传世。

三、华章焕彩

华章焕彩,片玉惊鸿。中医药文献不仅记载着中医认识诊疗疾病的经验智慧,也是中医药文化的宝贵遗产,更是中华民族的集体记忆,凝聚着中华民族的情感与精神。每翻开一部中医古籍,就仿佛看到古代医家探寻人类生命奥秘执着而坚毅的身影。

江西历史上可考的医学著作有 1200 多种,存世的有 350 种以上。本节简要介绍的 23 部古代江西医家的著作,从一个侧面折射出江西医家的科学探索精神。

1. 诊法著作

江西历史上关于疾病诊断方法的著作有 50 多种,著名的有《崔氏脉诀》、黎民寿注疏《玉函经》和《敖氏伤寒金镜录》等。

《崔氏脉诀》，又名《崔真人脉诀》，南宋崔嘉彦撰。该书以《难经》浮、沉、迟、数四脉为宗，以风、气、冷、热四者主病，提纲挈领，简明扼要。全书共682句，内容大体包括脉的生理、脉与阴阳气血营卫的关系、诊脉部位、诊脉方法、六部配脏腑、上中下配三焦、七表八里九道脉及四时五脏脉与各种杂病脉等。此书为四言歌诀形式，便于习诵，通俗易懂，概括性强，颇为后世重视，为古代脉学著作中影响较大的一种。

《玉函经》，原题唐杜光庭撰，宋黎民寿注。本书为杜氏论脉专著，仿《王叔和脉诀》形式，为七言歌诀体。全书重点论述了脉证关系及脉象的生理病理情况，以死脉为中心，兼论各脉主病，对根据脉象来判断疾病的生死预后有许多独到的阐释。黎民寿征引《黄帝内经》《难经》《伤寒论》《脉经》等脉学理论，并以"七表八里九道脉"为系统，结合自己的临证经验，对《玉函经》逐句注疏，多有发明，为阅读理解杜氏原著提供了极大方便。

《敖氏伤寒金镜录》，元杜本撰。该书原著敖氏，后经杜本增补而成。全书共载舌图36幅，包括舌质图4种、舌苔图24种、舌质兼舌苔图8种，介绍了86种病理舌象，基本反映了外感疾病的舌苔变化情况。图下有文字说明，既论述了舌苔、舌质的主病及其病理机制，又结合脉证以确定治则，阐明治法方药，有时还对疾病的轻重缓急、预

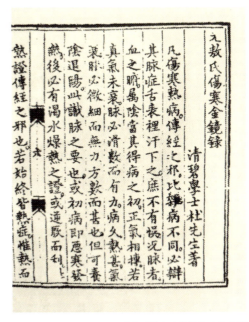

《敖氏伤寒金镜录》内文书影

后转归做出判断。内容丰富充实,论理精辟透彻,且图文对照,颇切实用。《敖氏伤寒金镜录》是我国现存最早的舌诊学专著,不仅奠定了舌诊学的基础,而且在理论标帜、方法创新及临床实用等方面均有独到的贡献,在我国舌诊史上具有十分重要的意义。

2. 本草方书

江西历史上的本草著作有 50 多种,医方著作则有 200 多种,著名的有《洪氏集验方》《延寿神方》《乾坤生意》《医学入门》《本草求真》《医钞类编》《医书汇参辑成》等。

《洪氏集验方》,南宋洪遵撰,成书于 1170 年,为江西现存最早的中医方剂学著作。洪遵自述"上集验方五卷，皆予平生用之有著验，或虽未及用，而传闻之审者，刻之姑孰，与众共之"。该书对收集的方药注明出处、药物组成、剂量、用途、炮制以及制药和服药方法等，载方167条，涉及内、外、妇、儿、五官各科疾病。

《延寿神方》，明朱权纂。全书分为112部，含方1667条，其体例是部下为病，病下为方，方包括了药方、针方、符箓等。内容涉及脏腑身形、六淫七情、临床内外妇儿各科病症及养生食疗等方面，内容丰富，具有临床小百科的性质。

《乾坤生意》，明朱权纂。上卷论述用药大略、五运六气，并载录预防中风及风寒暑湿邪气所致的伤寒泻痢、脾胃、诸气、诸虚、咳嗽痰喘、痨瘵等内科经验方455个；下卷载录妇科、儿科、外科、五官科、骨伤科等各科疾病治疗经验方556个，另有针灸急救针法、针灸秘诀、捷要穴法、四花穴灸法等针灸内容。该书是一部临床实用性方书，载方多为民间经验方，颇具地方特色。

《医学入门》，明代李梴撰。该书首论人与天地自然的关系，次述经络脏腑、诊法针灸等内容，接着为本草，依次阐述病机、内科杂病及妇人、小儿、外科疾病证治，最后为内科杂病及妇儿外科用药歌赋、急救诸方、怪疾治法及习医规格等。全书每篇后附加歌赋，配以注文阐释，形式新颖简洁，内容简明易懂，易于理解记忆，注文阐释全面，是一部影响广泛的医学入门书籍，受到国内外医家的高度重视。

《本草求真》，清黄宫绣撰。该书是我国第一部对中药功效分类比较完善的临床中药学专著。收载药物520种，其中药物440种、食物80种，附图244幅。黄氏继承前人的经验理论，不仅在药物编排体例上展示了功效系统，而且在分论药物的主治中进一步细化了功效层次，从而勾勒出了功效理论的立体结构，开创了以功效归类载录药物的编写形式，功不可没。

《医钞类编》，清翁藻撰，成书于道光十年（1830）。该书是一部特别适合初学者的入门书籍。其特点：一是类编歌诀，便于记诵；二是择录医案，以备参考；三是依证检方，依方定药；四是临证各科，重点突出，详略得当。

《医书汇参辑成》，清蔡宗玉撰，刊于嘉庆十二年（1807）。该书包含伤寒、杂病、妇科、儿科、五官科等内容，堪称一部中医学百科全书。全书宗《黄帝内经》之旨，遵仲景之学，于各证之下分别何脉、何方，使阅者依病审脉，依脉辨证，依证寻方定药，颇为实用。

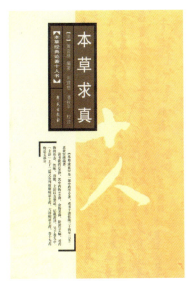

《本草求真》书影

3. 临床著作

临床著作是江西医学的主体，有500多种。著名的有《严氏济生方》《妇人大全良方》《集验背疽方》《世医得效方》《万病回春》《针灸大全》《喻嘉言医学三书》等。

《严氏济生方》，简称《济生方》，南宋严用和撰。原书早佚，通行本为辑复本。该书内容丰富，既有论，又有方，分别外感和内伤杂病，旁及外、妇、五官诸疾，但以杂病为侧重点。严氏以脏腑学说为基础，从人体生理、病理特性来分析病因病机，以虚实寒热各型证候作为立法疏方的依据。特别是"脏腑虚实论治"各篇，对辨证及治法尤多阐发，颇为后人称许。

《妇人大全良方》，南宋陈自明撰。该书为我国古代一部综合性妇产科专著。全书分列调经、众疾、求嗣、胎教、妊娠、坐月、产难、产后八门，对妇产科疾病作了全面分类，对女性各阶段的生理、病理、疾病及治疗特点作了系统介绍，并对胎孕、胎教、娩产及产后护理提出了许多方法，奠定了妇产科作为系统性专科的学理基础。

《集验背疽方》，宋代李迅撰。原书已佚，今传世者为辑复本。该书对背疽（化脓性疾病）的发病、诊断、用药、禁忌等议论详尽曲当，所汇集之方剂具有简、便、验、廉之特色。

《世医得效方》，元危亦林撰。该书内容按元代太医院所分13科编排，载录病症220多种。其主要成就在于骨伤科方面，首次记载了脊椎骨折，并发明了悬吊式复位方法及外固定法，研制全身麻醉药"草乌散"，使药物麻醉有了新的进步。这些成果都具有世界性意义。

《万病回春》，明龚廷贤撰，成书于万历十五年（1587）。该书记载了184种疾病、178例病案。对每种疾病均详细论述其病因病机、诊治方药、方药使用方法和注意事项，方后还附医案加以说明，颇便读者学习掌握。该书还流传至日本、韩国。

《针灸大全》，明徐凤撰。该书是一部综合性的针灸著作，按照针灸基本知识、基本理论、穴位定位、针刺手法、艾灸疗法、取穴别释和一穴多名的体例编排，充分体现了对针灸学认知的逻辑性。全书博而不繁，约而不漏，简明扼要，颇切实用。

《喻嘉言医学三书》，清初名医喻嘉言撰。该书包括《尚论篇》《医门法律》《寓意草》，

《喻嘉言医学三书》书影

后被编入《四库全书》，又称《喻氏医书三种》。喻氏三书是喻嘉言医学智慧的集中体现，既有理论的创新性成果，又有临床的经验总结，堪称中国医学史上高水平的学术专著。

4. 养生著作

江西医家的养生著作约有 50 种，著名的有《三元延寿参赞书》《活人心法》《神隐》《运化玄枢》《福寿丹书》《养生四要》等。

《三元延寿参赞书》，元代李鹏飞撰，著成于元至元二十八年(1291)。该书为综合性养生著作。书中所论"精气不耗""起居有常""饮食有度"乃养生之三要，提纲挈领，言简意宏，对养生学的影响深远。

《活人心法》，明朱权纂。上卷内容主要为养生之法，包括养心、养形、养气及饮食补养等方面。其间载录的导引法及六字诀法，可能是现存最早的"八段锦"及"六字诀法"文献。下卷辑录的《玉笈二十六方》和《加减灵秘十八方》两部方书，介绍了 40 多个临床常用方剂的主治、组方及加减运用之法，颇为实用。

《神隐》，明朱权纂。上卷所载四十一类乐志之事，偏于精神情志养生，实为归隐林泉、山居备要之手册。下卷十四类，备载务农、种植、收藏、修馔之事及牧养之法，实寓形体运动之深意。

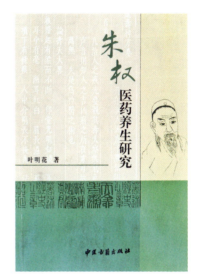

《朱权医药养生研究》书影

《运化玄枢》，明朱权纂。该书论述时令养生之道，按春、夏、秋、冬四时，逐月分气候、月占、食俗、吉辰、养生、服食、禁忌七类，敷陈节令宜忌及养生服食之法，要而不繁，颇便出行起居之参考。

《福寿丹书》，又名《五福万寿丹书》，明龚居中撰。该书为龚居中收集整理明朝以前养生方法经验而成的一部养生学专著，包括安养篇、延龄篇、服食篇、采补篇、玄修篇、清乐篇等，内容以道家养生为主，兼顾儒家和佛家养生，实用性强，易于操作，流行很广。

《养生四要》，明万全纂。该书广泛汇辑儒、道、易、医等各家养生理论和经验，提出"寡欲""慎动""法时""却疾"的养生观，提纲挈领，执简驭繁，论述精要，是一部实用性很强的养生名著，对后世养生实践产生了深远影响。

四、风骚独领

所谓中医药文化，本质上是一种技术文化。而技术作为一种生产力，不仅仅表现为对技术的掌握和使用，更在于对技术或工具的创造与发明，以及对技术发明的指导理论与应用技术的经验总结。因此，文化是技术的灵魂，技术是文化的载体。本节是中医药技术文化的断面呈现，无论是理论经典的阐释发挥，还是临床诊断治疗、药物炮制或是养生保健技术的运用，都反映出古代江西医家积极探索、勇于创新、敢为人先的精神。正是有了这种精神的指引，江西中医药学才在历史上较长时间处于全国领先的地位，并取得多项第一的成就。

1. 理论经典

江西医家普遍重视经典理论的修养，对《黄帝内经》

等中医经典著作多有钻研和阐释,旨在揭示经典的意蕴,阐扬先贤的智慧,不断充实、丰富了中医理论,同时也显示出江西医家求真务实、敢于创新的精神,并因此涌现出一大批有思想、有创见且勇于著书立说的医家。

江西医家中最具理论创造精神的首推喻嘉言,他的名著《尚论篇》《医门法律》《寓意草》全部入选《四库全书》。喻嘉言的"大气论""秋燥论"以及"脾胃理论""幼科医论""三纲鼎立"之说等,均独树一帜,为世人所推崇。其中,"秋燥论"是《素问》"秋伤于湿"的驳误之作,"大气论"是《黄帝内经》"大气"的发挥之作,均不同程度地深化了《黄帝内经》理论研究,而"三纲鼎立"是揭橥《伤寒论》纲领的法窍之作,对于提高临床思维富有启示作用。现就此作些简要介绍。

"秋燥论"是喻嘉言《医门法律》中的一篇,该篇提出了"秋伤于燥"这一著名命题,并对燥邪的性质、致病特点及治疗方法等进行了比较系统而全面的论述,颇有发明,受到后世广为推崇。

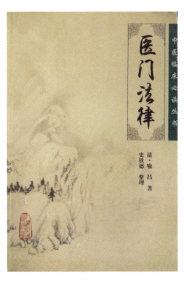

《医门法律》书影

喻氏"秋燥论"首先辨正《黄帝内经》"秋伤于湿"之误，应为"秋伤于燥"，认为四时六气各有所主，四时所伤，多伤于其主令之气，这是符合自然气候变化的客观规律和临床实际的。

喻氏"秋燥论"中对燥气致病的病证病机进行了深入的阐发。并引证《黄帝内经》"燥胜则干"之论，说明燥气致病以干燥为特点。其临床表现，在外为皮肤干燥皲揭；在内则津液耗竭，精血枯涸，肉烁而皮著于骨。究其原因，皆由于燥气所伤。论其病机，则为燥气过甚，戕伐肺金。

至于燥气为病的治疗，喻氏主张清燥救肺，以甘柔滋润之品组方，使肺气得润，治节有权，清肃之令得行，则诸气之顿郁自解，诸痿及喘鸣皆愈。其所创制的清燥救肺汤，以霜桑叶清润肺金为君，配伍麦冬、阿胶、胡麻仁等滋肺润燥；石膏清肃肺热，枇杷叶润肺下气，并以人参、生甘草养肺胃之气津，而收培土生金之效。

"大气论"是喻嘉言学习研究《黄帝内经》的心得体会。喻氏根据《素问·五运行大论》的"大气"说，体会到天地间万事万物的生成变化皆源于大气，大气的运动不息是自然界一切运动变化的根源。天地间一切有生之物的发展过程都是大气作用的结果。他特别强调有形之物对于无形之气的依赖作用。

喻氏认为，人与天地相应，人的生命活动及生命过程都与人自身的大气密切相关。人的气血循行环流及一切生命活动无不依赖于胸中大气的推动和维持。

他认为大气抟聚于胸中，包举于心肺周围。胸中大气既不同于膻中之气，也有别于宗气、营气和卫气。胸中大气是诸气之总司，具有统摄和推动的作用。

胸中大气的本质就是胸中阳气。喻氏"大气论"为临床治疗胸中大气异常造成的疾病提供了可借鉴的有益参考。他特别强调临床治病要注意保护胸中大气，用药不可误伤胸中大气，以免造成次生患害，这对于指导临床治疗用药具有积极意义。

"三纲鼎立"是喻嘉言研究《伤寒论》的发明。喻嘉言受"风伤卫""寒伤营""风寒两伤营卫说"的启发，在《尚论篇卷一·论太阳伤寒证治大意》中提出："风则伤卫，寒则伤营，风寒兼受，则营卫两伤，三者之病，各分疆界。仲景之桂枝汤、麻黄汤、大青龙汤，鼎足大纲，三法分三证。"风伤卫指风邪入卫则脉外浮，用桂枝汤解肌；寒伤营指寒性收引则腠理闭密，用麻黄汤散邪外出；风寒两伤营卫，腠理闭而烦躁则用大青龙汤。后来，学界把他的这种观点称为"三纲鼎立"学说。喻嘉言这种把病机和方药结合的思想体现了他对《伤寒论》的创新性理解，是伤寒论错简重订派的主要学术思想之一。喻嘉言所著《尚论编》为研究《伤寒论》提供了新的思路，后代医家张璐、吴谦、吴仪洛、程应旄等人在"三纲鼎立"学说的基础上对《伤寒论》进行了更多的阐释发挥。

2. 诊法断病

江西医家的一个突出特点就是精于诊法，断病预后往往见于手下功夫，在脉学上形成了江西医学的独特风格，甚至有"江西脉学"的说法。

江西脉学的基本精神根植于《黄帝内经》《难经》的脉学理论，基本内容取自王叔和《脉经》，但在技巧法诀的运用上，似乎又与托名的《王叔和脉诀》密不可分，大多数医家终生研究探索的对象也还是《王叔和脉诀》，也就是说理论上本诸《黄帝内经》《难经》《脉经》，经验上来自《王叔和脉诀》。

江西脉学的重要成就有四个方面：

一是北宋安福的刘元宾，是中国医学史上第一个全文注解《王叔和脉诀》的医家，著有《注解叔和脉诀》等脉学著作多种，首次对《王叔和脉诀》的七表八里九道脉分类法进行理论阐释，有细化脉象的倾向，开启深入内部结构探索脉象规律的思路。

二是南宋崔嘉彦《崔氏脉诀》，以浮、沉、迟、数四脉为宗，以风、气、冷、热四者主病，提纲挈领，执简驭繁，把复杂脉象作整体简约化把握，便于初学者掌握脉法，是普及《脉诀》的最大功臣。

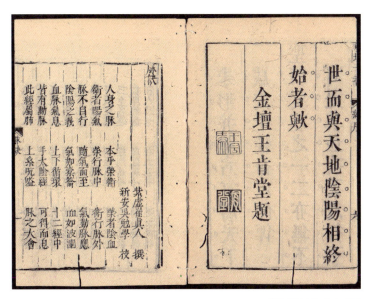

《崔氏脉诀》内文书影

三是南宋黎民寿注解《玉函经》，发挥杜光庭以死脉为中心的脉学观点，视死别生，判断疾病预后。尤其是在疑难杂症复杂脉象的处理上体现了当机立断的脉学智慧。同时他在脉象理论研究方面提出的脉神论、胃气论、真气论、脉应自然论、脉证并重论等一系列概念，一定程度上深化了脉学理论研究。黎氏所著的《断病提纲》《决脉精要》代表了当时脉学的最高理论水平。

四是明代吉安彭用光《太素原始脉诀》，开启《王叔和脉诀》研究的另一蹊径。另有题名青城山人张太素、龚廷贤撰的《太素张神仙脉诀玄微纲领宗统》，表明江西医家对《太素脉诀》的浓厚兴趣，虽有脉学神秘玄虚化的倾向，但也透露出江西医家对生命奥秘敢于探索的创新精神。

除了脉学的成就之外，元代杜本的《敖氏伤寒金镜录》，是我国医学史上第一部舌诊专著,充实丰富了望诊内容。

3. 临床专科

进入唐代,江西医学的临床各科已相对独立,有的甚至走在了时代前列。宋代以后,内外妇儿、针灸骨伤各科迅速发展,涌现了一批杰出的医家,领跑学科发展的方向,并且较长时间在全国保持着优势地位,甚至达到世界领先的水平。

内科方面,以善治疑难杂症而出名,因而荐为御医或医官的名医不少。仅在宋代,为皇帝皇后看过病的就有刘元宾、邓仲霄、江嘉、樊宪可、徐夫人等,任职朝廷医官的更有王克明、李浩、汤执中、金吉甫、张二大夫等,由此可见当时名医之水平。明清则有享誉古今的"医林状元"龚廷贤、"医学翰林"黄宫绣。龚氏的《万病回春》《寿世保元》,黄氏的《脉理求真》《本草求真》问世以后,传播四方,影响远及日本、朝鲜。而在内科学上,明代名医龚居中的《红炉点雪》是医学史上第一部论述治疗肺痨的专著。而朱权的《乾坤生意》所载《玉堂宗旨治传尸劳虫法》的古代"劳虫图",可能是最早形象描绘肺痨传染性的医学文献。

外科方面,遂川医家李迅所著《集验背疽方》,后为南宋名医陈自明收入其《外科精要》。

妇科方面,南宋陈自明的《妇人大全良方》是中医妇科的奠基之作，确立了中医妇科的专门化地位。书中所载妇女难产的处治方法，有的是世界上最早的助产文献，如臀位助产法。

骨伤科方面，唐代蔺道人的《仙授理伤续断秘方》为我国现存最早的中医骨伤科专著。书中所载"椅背复位法"治疗肩胛骨脱臼，方法简便，效果良好，在世界医学史上属于首创。元代危亦林是我国古代杰出的医学发明家，被誉为引领世界的正骨学家。所著《世医得效方》被称为"中国第一部正骨学专著"。书中在骨折脱位的诊断分类、整复固定及手术麻醉等方面均有创新性发明，达到了当时世界的领先水平。危氏发明的悬吊复位法治疗脊柱骨折，比英国达维斯采用同样的方法早了约600年，架梯复位法整复肩关节脱位也比巴累采用同样的方法早200多年。全身麻醉的草乌散，是世界医学史上现存最早的全身麻醉方剂，比日本外科医生华冈青州的曼陀罗手术麻醉法早了400多年。

针灸方面，宋代席弘是江西针灸学派的创始人，从宋至明，传承12代，历久不衰。刘元宾所著《洞天针灸经》及南宋吉安名医项国秀所著《灸法》是江西最早的针灸和灸法专著。清末民初的针灸名医黄石屏素有"神针"之称，晚年悬诊沪上，由于针术高超，善治中风、咳症、痹症等病，曾为慈禧太后、袁世凯和清末状元张謇诊治，声名遍传海上，使许多旅居沪上的外国人慕名而来求治，一时引起轰动，被认为开创了针灸走向世界的先河。

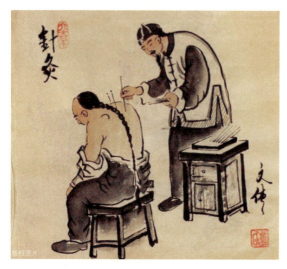

针灸图

特别需要说明的是,针灸学流传至今,迎来了创新性发展的大好春天。以江西中医药大学陈日新为首的科研团队,历经30多年的系统研究,创造性地发明了热敏灸技术,一改灸法萎缩的局面,极大地扩大了灸法的治疗范围,提高了治疗效果,并且迅速在全国范围内推广,形成了"南看江西灸"的"热敏效应"。2011年9月在江西南昌开办了全国第一家热敏灸医院,目前省内外已有65家联盟分院,并开办了葡萄牙、瑞典、瑞士分院。全国已有27个省、市、自治区共500家医院运用热敏灸技术为患者治疗病痛。热敏灸技术已经成为助力"健康中国"建设、服务人类健康的中医医疗手段,获得广泛的认同和良好的信誉。

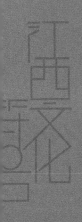

第二章 医苑奇葩

YIYUAN
QIPA

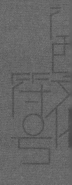

自晋代董奉寓居庐山创立杏林之苑以来,江西医学的发展,无论是脉舌诊法,还是临床内外妇儿、针灸骨伤各科技术,抑或教育师承,均有许多创造性的成果,如同百花苑中的奇葩异卉,竞相绽放。

一、脉色通神

　　一说到中医，人们自然就会联想到诊脉，脉诊是中医最鲜明、最引人瞩目的特征之一，是世所公认的中医的标帜。《后汉书》就载有汉和帝考察郭玉诊脉技术的故事。

　　中医有"望、闻、问、切"四诊，而把切脉作为标帜是有缘由的。

　　首先，就脉诊自身而言，脉象能较全面和准确地体现脏腑病变，是判断疾病病位、性质和邪正盛衰，推断病之进退预后的重要依据。

　　其次，与其他三诊相较，脉象之玄妙精微最为复杂深奥，也最难体会和把握。只有在积累丰富临床经验的基础上，用心求证和反复摸索，才有可能真正掌握和自如运用这种具较高难度的诊疗技术。所以从某种意义上说，脉诊确实能比其他三诊更能反映医者的技术和经验。

本书第一章已经述及，江西医家在脉学上不仅自成特色，而且还丰富和发展了中医脉诊的理论和技术，代表医家有刘元宾、崔嘉彦、黎民寿等。

望诊是中医诊察的首要途径，有经验的医生通过望形态、望色泽、望舌等初步了解和掌握病人的阴阳、寒热、虚实状况和病情轻重。其中舌诊是通过观察病人舌质和舌苔变化诊察疾病的方法，是望诊的重要内容。

1. 神巧通真刘元宾

刘元宾（？—1086），字子仪，号通真子，庐陵安福（今吉安安福）人，北宋医学家。乡试中举，曾任潭州（今湖南长沙）司理，后入翰林医局，官至殿丞。刘氏博学多才，通晓天文地理，尤精于中医脉学、伤寒学、针灸学。

刘元宾精通脉理之学，著有《通真子补注王叔和脉诀》《脉赋》《脉书训解》《脉要秘括》《诊脉须知》等脉学著作。《通真子补注王叔和脉诀》又名《注解叔和脉诀》《脉诀机要》，于熙宁九年（1076）注成，这是中国医学史上第一部注释《王叔和脉诀》的著作。刘元宾认为《王叔和脉诀》词语鄙俗、文理不通，怀疑不是王叔和的原作，而是后人伪造的。考虑到当时大多数医生都学习背诵这本书却不懂得脉学的道理，刘元宾于是引用《难经》《素问》《巢氏病源》等书对《王叔和脉诀》加以注解，并在注解的同时对原书的谬误进行了修改。《中医文献辞典》评价说："此书首次对七表八里九道脉象分类法加以解释，将七表八里作为阳、阴正脉。这种解释虽牵强附会，但因为是注释《王叔和脉诀》第一家，故对后世影响甚大。"作为第一部注解《王叔和脉诀》的著作，书中内容被多方引用，如南宋李駉的《王叔和脉诀集解》，金元时张元素注、张璧述《洁古老人注王叔和脉诀》，元戴起宗《脉诀刊误》等书，可见其影响广泛。

刘元宾另一本存世的脉学著作《脉要秘括》，是刘氏在注解《王叔和脉诀》的基础上编撰的一本歌诀体脉学书籍。该书共有七言歌诀103首，分为两卷。全书结构清晰，内容通俗易懂，由浅入深地对脉学诊断方法进行了描述。前一卷介绍了五脏脉歌等一些基础知识和五脏的基础证候，后一卷进一步介绍了七表、八里的体状和奇经八脉及其主病，最后又逐一阐释了七诊脉、脏腑病证、五脏中风候察色、听声、审味、原梦、诊杂病、诊妊娠、看小儿脉歌等。在论述脉学的基础上，包罗了中医基础理论、中医四诊、内科、妇科、儿科等多方面的内容，对系统学习脉学具有重要的指导意义。

刘元宾临床时喜欢运用针灸，晚年他总结自己的针灸经验，撰写成《洞天针灸经》，这是江西最早的针灸专著。有一则故事，说刘元宾不仅脉诊高明，而且针灸技术也非常了得。故事说，宋真宗为太子时，经常召唤刘元宾来讨论医学问题。一次,刘元宾陪太子出外郊游,遇到一位孕妇,两人都为孕妇诊了脉。太子说怀的是两个女孩,元宾说是一男一女。太子想剖开孕妇肚子看看,元宾大惊,说:"我听说做一件不义的事,杀害一条无辜人命,即使能得到天下,也是不能做的啊!现在岂能因我的愚昧而杀害无辜百姓呢?"双方争执不下。元宾提出,万一要见分晓,可以针灸催产,得到太子同意。元宾运用银针扎了扎孕妇的手掌,不久婴儿就降生了,确为一男一女。太子感到很惊奇。

刘元宾还是一位伤寒病诊治大家,著有《伤寒论注解》《伤寒括要》和《神巧万全方》等。他的伤寒之学继承了汉代张仲景《伤寒论》的精神,但他以证候立论,更有创新。《伤寒论注解》被认为是医学史上第一部注解张仲景《伤寒论》的著作。《神巧万全方》为其研究伤寒杂病的代表作,该书吸取医经、医方之长,着眼于临床实用;以八纲立说,解析证候实质,明确揭示疾病证候的共性,有效体现了中医辨证施治的精神;所载99首方剂,从组方意义来说,用药较广而精细,确有"神巧"之效果;从方剂的用药范围而论,虽谈不上"万全",但已相当广博。

总之,刘元宾确实是一位博学多才、全面发展的名医,也是宋代江西撰写医书最丰的一位医家。

2. 紫虚真人崔嘉彦

崔嘉彦(1111—1191),字希范,号紫虚,南康军建昌(今江西永修)人,宋代医学家,道士。他撰写了《崔氏脉诀》、《注广成先生玉函经》《紫虚真人四原论》等著作。

崔氏鉴于脉学精微,其体难辨,"非言可传,非图可状",而前代著作又多因"文理甚繁,后学未能解",便在扁鹊《难经》、王叔和《脉经》以及高阳生《脉诀歌括》的基础上撰写成《崔氏脉诀》。书中以《难经》浮、沉、迟、数四脉为宗,以风、气、冷、热四者主病,提纲挈领,简明扼要。全书共682句,其内容大体包括脉的生理、脉与阴阳气血营卫的关系、诊脉部位、诊脉方法、六部配脏腑、上中下配三焦、七表脉、八里脉、九道脉、中风脉、伤寒脉、暑湿脉、温病脉、各种杂病脉、六经病脉、妇人脉、小儿脉、四时脉、五脏脉、肥瘦长短人脉,等等。书中提到的脉象有浮、

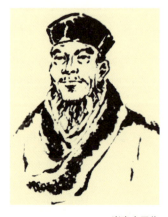

崔嘉彦画像

芤、滑、实、弦、紧、洪、沉、微、缓、涩、迟、伏、濡、弱、长、短、虚、促、结、代、牢、动、细、革、散、数等27种。为了便于初学者掌握脉诊、寸口分部、主要脉象，并以浮、沉、迟、数四种脉象为主，统述其他病脉，对多种脉象进行脉证分析，详述脏腑绝脉之表现。崔氏善于将寸、关、尺三部脉与上、中、下三焦及脏腑、肢体病证相联系，详述如尸厥、中风、暑伤、热病、食伤、下痢、呕吐、反胃等30多种疾病并扼要地加以辨证归纳，是最早论述革、牢两脉的医家。

该书简明扼要，为四言歌诀形式，便于习诵，文字通俗易懂，概括性强，颇为后世重视，为古代脉学著作中影响较大的一种。金代李东垣曾为此书旁注批语，明代所刊《东垣十书》将其冠于篇首，题为《紫虚真人脉诀秘旨》。李时珍的父亲李言闻曾予以删订，改名为《四言举要》，李时珍辑入《濒湖脉学》。清代李彦贞又摘取崔、李二书的内容，纳入《脉诀汇辨》。由此，可见该书影响之深远。该书以四言韵语形式写成，押韵上口，便于习诵，为初学者所喜爱，亦为脉诊法的传授、推广发挥了较大的作用。

根据资料记载，朱熹时常与崔嘉彦来往，常向崔嘉彦询问养生济世之术，对他的医术高度评价。崔嘉彦的行医事迹除了朱熹有所提及之外，少见于其他人的著作，所以我们没有看到他更多的妙手回春的具体医案。

3. 断病提纲黎民寿

黎民寿，字景仁，号水月，南宋末江西旴江（今江西南城）人，生卒年未详。初习儒，科举失志，改学医，志在济人。时人称其"资沉敏而思精密，学有师传，意兼自得，悟法之精，蓄方之富，试之辄效。信者弥众，争造其门，或就或请，日夜不得休。其全活迤续之滋多，而影响神应之可验，几有姚僧垣之遗风矣"。明初熊宗立《医学源流》载："民寿，字景仁，宋景定中参释氏，号黎居士。初注《玉函经》，后作《简易方论》《断病提纲》《决脉精要》，谓之医家四书。"黎氏学贯儒释，淡然寡欲，自奉尤薄，食不茹荤，"百念俱息，独一念活人"，当时誉为良医。

黎民寿精于诊法，尤其对中医脉学深有研究，所著四书中有三本是脉学著作。其《断病提纲》主要从宏观的角度对凭脉诊疾提出了纲领性的要求。黎氏的另一脉学著作《决脉精要》则更加细化了病因脉治的脉诊要素，对王叔和七表八里九道脉的分类方法有较详细的阐述，并且特别重视十怪脉对疾病预后的影响。

黎民寿在脉学上的另一个重要成就是对唐代杜光庭《玉函经》的注解，也是影响较大的贡献。他广泛征引《黄帝内经》《难经》《伤寒论》《脉经》等书中的脉学理论，并以"七表八里九道脉"为系统，结合自己的经验，对《玉函经》逐句注疏，多有发明，从而为阅读理解杜氏原著提供了极大方便。

黎民寿的脉学思想在《玉函经》注中也有比较充分的体现。题署黎注的《玉函经》多处提到"七表八里脉""九道脉"等概念,这与黎氏《决脉精要》的脉象分类或理念完全一致。黎撰《决脉精要》在前,注《玉函经》在后,说明其七表八里九道脉的分类理念是一以贯之的,亦是与《王叔和脉诀》分类法相承传的。黎氏在"生死歌诀下"的"大抵七表八里脉,相连九道作程途"条下,注云:"表者以阳言之,故脉有七,以象少阳奇数也。里者以阴言之,故脉有八,以象少阴偶数。亦犹脏腑之表里,皆阴阳内外之相依者。如此,故取于表里而言也。道者通也,其脉有九,与表里之脉相通应也。"表明黎民寿不是简单地承传《王叔和脉诀》的分类法,而是有他个人的理论认识的。

黎民寿所撰《简易方论》也是一部很有特色的方论著作,而且是现存较早的评论体方书。该书对方剂学的贡献主要有两点:其一,对方剂分类方法的创新。书中按功能将方剂分为济阴门、全婴门、辅阳门、保卫门、安荣门、一清门、集中门、羡补门、六气门、通治门等十门,是方剂史上较早采用功效分类的方书专著。其二,设方论,重治法。宋代及其以前的医方书多按病症或病因分门类,方后附加医案,但医方书中论方谈法则比较少见。而黎著方论内容甚多,有较高的学术价值。

4. 察舌精明杜清碧

杜本，字伯原，又字原父，号清碧，生于元至元十三年（1276），卒于至正十年（1350）。祖籍京兆（今陕西西安），宋南渡时迁至天台，最后定居清江（今江西樟树）。

杜本沉静寡言，言行平稳，仁善博爱。平时书不离手，精通天文、地理、律历，著有《四经表义》《六书通编》《十原》《清江碧嶂集》等书。学界称其为清碧先生。杜本不仅是一位博学多才的文人，还精通医学。他曾师从杭州罗知悌并得其秘传。杜本对舌诊尤有研究，著有《敖氏伤寒金镜录》一卷，成书于至正元年（1341）。

《敖氏伤寒金镜录》，简称《伤寒金镜录》。全书共载舌图36幅，其中12幅为敖氏原有，24幅为杜本所增。该书介绍了36种病理舌象，包括舌质图4种、舌苔图24种、舌质兼舌苔图8种。其论舌色有本色、淡红、红、纯红、青等5种，舌形有裂纹、红星、红点等3种，苔色有白、黄、灰、黑等4种，而且逐一分别其深浅微甚及兼杂情况；论舌的形质有滑、干、涩、刺、偏、全、隔瓣等7种，基本反映了外感疾病的舌苔变化情况。图下有文字说明，既论述了舌苔、舌质的主病及其病理机制，又结合脉证以确定治则，阐明治法方药，有时还对疾病的轻重缓急、预后转归做出判断。

《敖氏伤寒金镜录》是我国现存最早的舌诊学专著。

作为舌诊学的开山之作，该书不仅奠定了舌诊学的基础，而且在理论标帜、方法创新及临床实用等方面均有独到的贡献，在我国舌诊史上具有十分重要的意义。该书的理论、方法及临床价值主要表现为以下三个方面：

一在理论上，该书上承《黄帝内经》《伤寒杂病论》以及《千金要方》《类证活人书》《伤寒明理论》等书的有关舌诊的论述，结合自己的研究发现，首先提出了"专以舌色视病""辨舌用药"的学术主张。他的这一主张强调以舌为主结合脉证来辨证施治。该书把舌诊作为一个专题提出来研究，使舌诊成为一门比较完整而有系统的诊法学，丰富了中医诊法学的内容，促进了中医诊法学的发展。

二在方法上，《伤寒金镜录》创立了用图谱来反映舌诊内容的形式，原书均为彩色舌图，后来整理润色时，"恐其久而色渝，因致谬误"，又在图上用文字注明色彩。这种形式把历来意义深邃，而语言文字不能概括的舌诊内容，通过彩图形象逼真地显示出来，察舌辨病，一目了然。当然，这些图象现在看起来尽管有些粗糙，不够精确，但它在方法上毕竟是个大胆的突破。它是古人对舌诊客观化的一种大胆探索。虽然这种探索的水平不高，范围也只局限于舌苔的表面征象，但它反映了古人对诊断指标客观化的愿望和要求，也是古人医学智慧的一种体现。

三在临床价值上，该书在继承前人理论经脸的基础上，充分总结了舌诊在临床实践上的应用情况,第一次对舌诊在外感疾病辨证上的作用进行了充分估计和比较科学的分析。其主要成就可归纳为三点:一是总结了外感疾病舌苔变化的规律;二是发展了辨舌用药的法则;三是充实了有关疾病判断预后的舌诊内容。就第一点而言,《伤寒金镜录》已充分注意到外感疾病变化迅速而舌象亦随之变化的现象,并经过仔细的观察,发现舌苔的变化是循着由白转黄、由黄转灰、再由灰转黑的顺序规律进展的,表明其邪由表入里、由寒发热,疾病由浅入深、由轻转重;与之相反,则邪气清退缓解,疾病好转。就第二点来说,《伤寒金镜录》远宗张仲景,近学刘河间,不仅继承、博采前人辨舌用药的传统,而且在临床上有了新的认识和发挥,作了重要的充实,使辨舌用药的法则更为明确,使其体系更为完善。而就第三点来说,《伤寒金镜录》认为舌诊"推源寻流,实可决死生之妙",因而对许多舌象所反映出来的病情变化进行了阐释,并对预后转归情况都作了判断,不仅充实发展了根据舌象变化来判断预后的舌诊内容,而且其判断预测的水平也达到了相当的高度,其细致精确的程度也往往使后世学者叹为观止。

二、内科圣手

　　江西内科自宋代开始大为发展,至明清而全面繁荣昌盛。临床内科主要包含外感与内伤两大领域。外感疾病可分为伤寒六经病证、瘟病卫气营血病证、三焦病证;内伤杂病可分为脏腑经络病证、气血津液病证。按照脏腑疾病又可分为肺系病证、心系病证、脾胃系病证、肝胆系病证、肾系病证、气血津液病证、肢体经络病证。江西内科诊疗的发展,无论是在外感热病,还是内伤杂病方面,均有良好的表现,但最突出的建树还是在杂病方面,如脾胃病、痨瘵病、中风、虚脱、鼓胀、痢疾等。诊疗思想上注重辨证论治,坚持以病为纲、以证为目,根据不同的证候区别用药,从而涌现出一大批名医,其中最具代表性的医家主要有董奉、严用和、龚居中、龚廷贤、喻昌、黄宫绣、谢星焕等。他们在脾胃病、结核病和老年杂病领域内有较为突出的成就，所著医书多有较高的水平和价值，例如《济生方》《万病回春》《红炉点雪》等至今对内科疾病仍然研究有着较大指导和借鉴意义。

1. 杏林医仙董君异

董奉，字君异，三国时人，福建侯官（今福建福州）人。年轻时曾任侯官县小吏，晚年到豫章（今江西）庐山隐居，一边修道，一边行医，时与南阳张仲景、谯郡华佗齐名，并称"建安三神医"。据《南康府志》记载，董奉卒于西晋永嘉年间，活了100多岁。

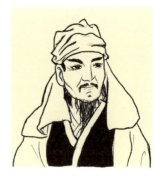

董奉画像

与张仲景精于伤寒杂病、华佗擅长外科手术相比，董奉似乎更善于扶危急救，能够起死回生，往往有出人意料的效果。对于董奉的高超医术，葛洪的《神仙传》中有两则故事作了描述。

其一，西晋大臣杜燮是交州刺史，得毒病死，已经有三天。董奉赶来，在他嘴里放了三颗药丸，让仆人摇晃杜燮的脑袋。不一会儿，杜燮竟然苏醒过来，半天后就可以坐起来,四天后竟然能开口说话,并描述了自己死后的奇异景象。

其二,某少年患癫病,病情濒危,来庐山找董奉求治。董奉把少年放在密室中,用布重重包裹,嘱咐其家人不要接近。不久,密室中出现不明生物,"舌可大尺许,气息如牛",舔遍少年全身后离去。董奉于是解开缠住少年的布,给他喝少量的水。大约十天之后,少年遍体通红,皮肤脱落,疼痛难耐。又过了十多天,少年竟然生出了新的皮肤,"肤如凝脂",病也痊愈了。这则看似离奇的医案,如果对比当今医学中涉及的"蜂疗"等新型生物学疗法,也许是最早有记载的以生物治病的案例。

董奉不仅医术神奇,而且特别善于养生。《神仙传》还记载,有一个年轻人任侯官县的长吏,见到当时的董奉40来岁,他不知道董奉有道术。后来这位长吏走了,50多年后再路过侯官县,见当年的同事都老了,而董奉的容貌好像和50年前一样。他就问董奉:"你是不是得了道呢?我当年看见你是这样,现在我已白发苍苍,可你却比当年还年轻,这是怎么回事?"董奉含糊地应了一句:"这是偶然的事罢了。"由此看来,董奉活了100多岁也是完全可能的。

真正让董奉名传千古、誉满天下的,除了他神奇的医术外,更有他高尚的医德。据传,董奉晚年隐居在江西庐山,专心修道兼施医术，造福当地百姓。董奉医德高尚，为当地人治病分文不取。他只要求一点，重病患者病好以后要在他的住屋旁边种五株杏树；轻病患者，病好后种一株杏树。数年之后，他住的地方，已有数万株杏树，郁郁苍苍，蔚然成林。杏林的果实年年丰收。董奉又贴出告示，凡要买杏子的人，只要带来稻谷或粟米，一筐换一筐。前来换杏子的人络绎不绝。董奉把交换来的大量稻谷和粟米全部分赠给附近贫苦的人家。从此，"杏林"美名远播，誉满天下，成为医林的代名词。

遥想当年，满山杏林，风涛灌耳，猿鸣虎啸，何其壮哉！杏林遗址直到明代尚有迹可寻。李时勉《杏林》诗曰："山边种树绕林坰，几处曾看此独名。花近药栏春雨霁，阴浮苔径午风清。岩前虎卧云长满，树底人来鸟不惊。遗迹尚存仙路杳，只应怀古独含情。"杏林遗迹，今已难寻，但杏林精神不衰，董奉德术并重的济世情怀历经千年传承，仍然是当今无数医学工作者追求和向往的崇高境界。

2. 济生救世严用和

严用和，字子礼，南宋庐山（今江西九江）人。有《济生方》《济生续方》传世。

严用和所撰的《济生方》是其一生经验的总结之作。

他行医 50 余年，认为世变有古今不同，风土有燥湿差异，人的体质也强弱不齐。若一概执古方以疗今病，往往疗效不理想。因此他本着"师传济生之实意"、学以致用、理论联系实际的学风，把前人理论经验与临床实践相结合，博采历代经典和各家之说，引录《和剂局方》《三因方》的部分方剂，并广泛搜集民间有效单验方，著成《济生方》，后又经 15 年的临床再实践、再总结，著《济世续方》。严氏有着长期的临床经验，注重实践，讲求实效，表现出高度认真的治学态度。

《济生方》内容丰富，既有论，又有方，分别外感和内伤杂病，旁及外、妇、五官诸疾，但以杂病为侧重点，充分反映了严用和重视脏腑尤重脾肾，临证重视调理气血阴阳的学术思想。

严氏以脏腑学说为基础，从人体生理、病理特性来分析病因病机，按照虚实寒热各型证候，作为立法疏方的依据。特别是"脏腑虚实论治"各篇，对辨证及治法尤多阐发，如"肝胆虚实论治"篇，先论肝胆的生理特点及病因，继则论述肝胆寒热虚实的病证表现及治法。他从脏腑功能出发，阐其常而识其变，对脏腑病变的发生、发展、转归及治法等论述得非常精辟。

严氏十分强调顾护脾胃正气，认为脾胃"冲和"不可伤，伤则为病，告诫用药注意"不坏脾胃"。在强调脾胃的同时，严氏更重视肾的作用。他论"补真丸""房劳过度,真阳衰虚,坎火不温,不能上蒸脾土,冲和失布,中州不运"。论"遗浊""心受病者令人遗精白浊,肾受病者亦令人遗精白浊。此皆心肾不交,关键不牢之故也。"这是"心肾不交"说的始见,亦体现了严氏重视先天之本的观点。严氏认为"人之气道贵乎顺,顺则津液流通",故治杂病时要把调气放在重要地位。如治疗中风,指出"若内因七情而得之者,法当调气,不当治风;外因六淫而得之者,亦先当调气,然后依所感之气,随证治之,此良法也"。又如治疗泄泻,提出"七情伤感所致,兼以调气药,随证主治,则不失其机要矣"。

严氏于辨证论治,亦有不少创见,如指出水肿须与蛊胀鉴别,治水肿主张以实脾温肾为主,纵阳水实证,亦宜用清平之药,反对峻剂攻逐,如鸭头丸治阳水,仅取葶苈之缓下,配猪苓、防己之淡渗。葶苈丸中用牵牛亦是半生半炒,以缓其性,可见他用药之一丝不苟。又如治痢疾,严氏反对早用固涩断下药,对咳嗽,亦力戒早投乌梅、罂粟壳之类收敛止咳药,以免闭门留寇。另外,严氏还十分讲究药物炮制,如巴豆除用巴豆霜入药外,常用他药伴炒取其性。如治疝的金铃子散,巴豆与川楝子同炒,去巴豆用楝子;治积聚的香棱丸,与莪术同炒用莪术;却痛散巴豆与良姜同炒用良姜。足见严氏用药之精细,甚得制方之妙。

3. 医林状元龚廷贤

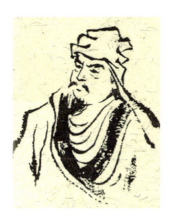

龚廷贤画像

龚廷贤,字子才,号云林,又号悟真子,有"医林状元"之称。金溪人,生于明嘉靖元年(1522),卒于万历四十七年(1619),享年97岁。龚廷贤出身于世医之家,年少时先以儒学为业,历经多次科考都没有成功,后随其父龚信学医,继承家业。他曾说:"良医济世,功与良相等。"因此博览各种医书,钻研其中原委,多有创获。

他一生行医60多年,著述非常丰富,著有《万病回春》《鲁府禁方》《诊断治要》《小儿推拿秘旨》《药性歌》《救急神方》《神彀金丹》《种杏仙方》《寿世保元》《济世全书》《云林医圣普渡慈航》《杂病赋注解》《医学入门万病衡要》《痘疹辨疑全幼录》《鳌头复明眼方外科神验全方》《杏苑生春》《云林神彀》等,在各科都有很高建树。

龚廷贤临床上十分重视调理气血,固护脾胃。他认为气血是人身之根本,滋养五脏六腑、五体百骸,气血的正常运行是健康的重要保证,而气血运行不畅会导致各种疾病的产生。他提出,脾胃是人身元气的根本,是全身气机升降的枢纽。龚氏认为,治疗疾病应以调理气血为先,调理脾胃为根本,只有气血平和、脾胃通调,才能保证身体健康,疾病不生。他还十分注重脾肾气血的调护,创造性地提出了晚上服用保合太和丸,以补养元气脾胃,早服坎离既济丸,以补心血肾水的调养方法。他还认为,人们患病的根源是人机体的虚损,并认为有如下四点,人们日常生活不够注意而容易犯错损伤身体:一,饮食失节,损伤脾胃;二,劳役过度,耗散元气;三,房劳过度,耗伤肾水;四,思虑过度,损伤心血。

  他在疾病的治疗上方法多样,运用自如,变化无穷,不仅有药物内服和针灸,还有纳药、外洗等外治法,而且十分重视饮食治疗。关于儿科的治疗,他认为"养育小儿,难事也"。因为小儿身体稚嫩,未发育完全,气血未定,脏腑薄弱,很难利用汤药为小儿治疗。只有推拿一种方法,可以按摩小儿五脏六腑经络,贯穿血脉。对于疾病的寒热温凉,均可以运用推拿法进行补泻治疗,一有疾病,即可医治,立竿见影。他还指出小儿得病,大抵上因为胎毒和伤食两种原因。而外感风寒,只占十分之一而已。脐风、胎惊、痘疹、斑疮、惊痫、发搐、痰壅、赤瘤、白秃、解颅、鹅口、重舌、木舌等疾病,都是因为怀孕的母亲日常生活不注意,产生胎毒而导致的。胎儿在母亲体内时,母亲饮食无节、五味偏嗜、喜怒无常都会使胎儿得病。母亲孕前时生活起居没有节制，孕后又不能注意饮食起居调养，小儿吐泻、黄疸、五疳、腹胀、腹痛、水肿、疟、痢、痰喘等疾病由此而生。

龚廷贤著有《万病回春》等 18 种医书，是先秦至明代我国著述最多的医学家之一。他的《小儿推拿秘旨》是我国现存最早的一部儿科推拿专著。他开创了利用推拿治疗小儿疾病的新篇章，丰富了儿科治疗的方法。他在《万病回春》中创制了温清散治疗崩漏，创制了加减四物汤治疗妇科各种疾病。他首先提出了"麻疹"这一病名。他最早提出利用砷剂治疗杨梅疮，等等。他还提出了用熏脐法以养生固本。可见龚廷贤在内外妇儿针灸养生等医学各科都有建树，对中医学的发展做出了重要贡献。

他的著作不仅在国内十分流行，且流传到海外，对海外医学亦有很大影响。17 世纪中叶，他的学生戴曼公曾将他的著作带往日本，并把他的医学理论传播到日本。特别是将他治疗痘疹治疗的心法传播过去，在当时的日本具有划时代的意义，为日本痘疹的发展做出了巨大贡献。在日本，龚廷贤被公认为对日本江户时代（1603—1868）的汉方医学有重大影响的人物，《万病回春》被奉为经典。

4. 红炉点雪龚居中

龚居中，字应圆，别号如虚子、寿世主人。江西金溪人。明末名医龚居中医术精湛，擅长内、外、妇、儿各科，尤善治疗肺痨。他起初以考取功名为最重要之事，后来因为体弱多病而放弃功名科考，转而学医。他学习家传医术，精于内科杂病，曾任职太医院。他一生著作颇多，涉及临床各科，著有《红炉点雪》《福寿丹书》《小儿痘疹医镜》《幼科百效全书》《外科百效全书》《外科活人定本》《女科百效全书》等。

龚居中是中国医学史上一位治疗"痨瘵"的专家，《红炉点雪》是第一部论述"痨瘵"及其治疗的专著。他对"痨瘵"的病因病机有十分深入的认识，对"痨瘵"的治疗更是有自己独到的见解。

《红炉点雪》成书于崇祯三年（1630）。该书原名《痰火点血》，后人改名为《红炉点雪》。痰火即痨瘵，书中阐述了称痨瘵为痰火的原因。卷一、卷二主要论述了痨瘵的病因病机以及主症和兼症的治疗。每条证候皆详细论述其产生机理、鉴别诊断、治则治法和主方与简易方，并详细叙述方药的制法及用法，末尾附治疗病例加以说明。卷三列有方论、杂症补遗、痰火死症，详细论述了痰火脉候及五脏补泻的用药与准则。卷四论述了痰火灸法、忌食、

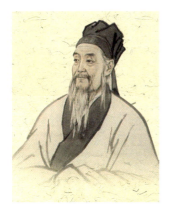

龚居中画像

保养、戒忌、却病秘诀等等。邓志谟序对此书有较高的评价。

龚居中对肺痨病的治疗更是做出了不可磨灭的贡献。关于痨瘵的病因,龚居中认为,有因禀赋不足,而后因劳心伤肾、耗伤精血所致;有因外感风寒,损伤肺脏,生化之源匮乏而致;有久病久疟,调护不当,而导致真元受伤所致,等等。关于痨瘵病机,龚居中认为,是阴虚火旺,火为痰之本,痰为火之标,而阴虚则成为生火生痰之本。对于痨瘵的治疗总以滋阴降火为主,但龚居中深知"阳生阴长"的道理,遵从朱丹溪的"虚火可补,须用参芪"的理论,因此在很多方剂中都加入了人参、黄芪。他更突破了前人"热证禁灸"的禁忌,将灸法应用治疗肺痨,丰富了灸法治疗热病的经验。龚居中还十分重视养生保健在临床的应用,在《红炉点雪》中记载了大量却病养生、延年抗老的内容,他所创"却病延年一十六句之术"至今仍被养生爱好者采用。总之,《红炉点雪》一书对于痨瘵的治疗具有非常大的研究价值,至今仍为学界所重视。

龚居中不仅精于临床，而且善于养生，所著《福寿丹书》是一部养生学名著。书中的养生内容以道家养生为主，兼顾儒家和佛家，不仅对老年人养生有重要的参考价值，而且对研究明朝的道家养生也大有裨益。

5. 医中俊杰喻嘉言

喻昌（1585—1664），字嘉言，晚号西昌老人，新建（今属江西南昌）人。明末清初著名医学家。幼年聪颖，博极群书，自负不凡。明崇祯三年（1630）中副榜，入都上书，欲有所为，不见纳，怅然而归，削发为僧。未几，蓄发还俗，以医为业。初在新建、靖安一带行医闻名乡里。后负笈游历，足迹遍于江淮汶泗间。顺治中，应钱谦益之邀，侨居江苏常熟，以医术专精而冠绝一时。喻氏精悟医理，于《黄帝内经》《伤寒论》颇有研究，平生治病多奇效，民间相关传说甚多。晚年潜心著述及教授生徒，撰有《寓意草》《尚论篇》《医门法律》及《伤寒抉疑》《生民切要》《喻选古方试验》《会讲温证语录》

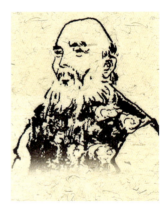

喻昌画像

《瘟疫明辨》《温症论》等著作。后人将前三部书辑为《喻氏遗书三种》，或称《喻氏医书三种》《喻嘉言医学三书》。

喻昌出儒入佛，参禅援道，最终以医名世，其间坎坷心曲自不待言。唯其儒佛道三家博通，故于医学出神入化，别出机杼，与张璐、吴谦齐名，卓然有清初三大名医之誉。

喻昌在医学上的贡献，主要有四个方面：

其一，整理《伤寒论》，编次《尚论篇》。张仲景《伤寒论》经王叔和编次后已非全貌，再经成无己注释，更多改窜。喻昌发挥错简说，驳斥王叔和妄补"序列""平脉法"等篇，并以六经证治为纲，捃拾诠次，重新编订《伤寒论》，使其纲举目张，条理分明，更切实用。

其二，创医门律例，析误诊缘由。自古医书多载成功之经验，而罕见误诊误治之教训检讨。喻氏不仅申明四诊及《黄帝内经》《伤寒论》治病之法则，而且深入分析临床各种难病的疑似，提示禁例，思患预防，以减少临床误诊误治。所著《医门法律》是中医学史上系统研究误诊学的专著。

其三，订立议病式，规范医方案。中医治病之记录，古代谓之"诊籍"，《史记·扁鹊仓公列传》所载 25 则"诊籍"为最早之医案。后来医案滋繁，体例各异。喻氏"与门人定议病式"，对医案内容的书写要求作了详细规定，可为医门矜式。而《寓意草》所载 60 多则医案，实为古代医案之经典，至今仍有借鉴意义。

其四，重视理论基础，发展中医理论。喻昌非常崇尚《黄帝内经》《伤寒论》等经典著作，尤其于《伤寒论》用功最深，不仅见识渊博，而且敢于创新，不断完善、发展中医理论。其"大气论""秋燥论"以及"脾胃理论""幼科医论"等均独树一帜，为世所推崇。

《喻嘉言医学三书》包括《尚论篇》《医门法律》《寓意草》三种。

《尚论篇》，全称为《尚论张仲景伤寒论重编三百九十七法》，撰于清顺治五年（1648）。书凡八卷，分前后两篇。卷一至卷四以六经证治为篇，意在恢复仲景《伤寒论》原貌，并条分缕析，详加诠释，医家称善。《尚论后篇》亦为四卷，论述温症、伤寒、真中风、小儿诸症及三阳、三阴各经证方，与《尚论篇》有相互发明之妙。

《医门法律》六卷，撰于清顺治十五年（1658），是清初颇有影响的综合性医书。所谓"法"，即临床辨证论治的法则；所谓"律"，即针对一般医生辨证治疗易犯之错误揭示禁例，故书名《医门法律》。卷一阐论望色、闻声、问病、切脉等四诊之法则，申明《黄帝内经》及《伤寒论》治病之律例，末附先哲格言67条。卷二至卷六讨论中寒、中风、热湿暑三气、伤燥等六气为病及疟症、痢疾、痰饮、咳嗽、关格、消渴、虚劳、水肿、黄疸、肺痈等杂病的诊治，对每一种病首述病因、病理，次论各种律例，最后载录常用方剂，体例严谨，析理透彻。

《寓意草》是中医学著名的医案笔记，所载为喻昌手订治疗内科杂病或伤寒等疑难杂病的 60 余则案例，每案详述其病因、病情，尤着力于辨证治疗，推敲设问，层剖缕分，务求精当明晰。此外，该书首列《先议病后用药》《与门人定议病式》两篇医论，强调"治病必先识病，识病然后议药"的原则，并订立议病格式，规范病例书写要求，内容详尽，是中医历史上医案书写的典范，至今仍有借鉴意义。该书无论是在辨证用药的程序上，还是在古方经方的化裁运用上，均创获良多，故深受后世医家重视。

喻昌善弈，据《常熟县志》载，康熙三年（1664），80 岁高龄的喻昌和围棋国手李兆远对弈，时长三昼夜，局终收子时溘然谢世。

6. 医学翰林黄宫绣

黄宫绣，字锦芳，号绿圃，江西省宜黄县棠阴君山人。清代著名医药学家，乾隆时期宫廷御医，获钦赐"医学翰林"，并获赐"翰林第一"横匾一块，悬于黄氏故居厅堂门前。

黄宫绣出身于书香世家。父亲鹗，邑廪生，著有《理解体要》。黄宫绣天资聪敏，幼承庭训，向习举子业，进太学，熟读四书、五经，有"绝人之资"。然而不喜仕途，对医药之学情有独钟，为的是不使"千万人之死生系一人之工拙"，以拯救民众的疾苦。中年时威望日高，声誉遍及江西、福建。黄宫绣特别注重实践，探求真理，故其著作均名之为"求真"。

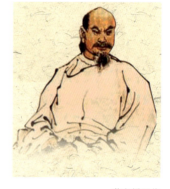

黄宫绣画像

　　黄宫绣对中国医药学最重要的贡献是他的《医学求真录》《脉理求真》《本草求真》三书。《医学求真录》是其依据古典医籍理论，参考历代名医学说，结合自己的见解而撰成。原书已佚，未见传世。《脉理求真》中黄宫绣联系临床实际叙述脉理，并对脉法中某些重要的问题作了扼要的阐析，提出"认病必先明脉理"见解。卷一为"新著脉法必要"，首先介绍脉诊部位及脏腑分配，次对浮、沉、数、迟、短、虚、缓、滑、伏等30种脉的脉象和主病作详细介绍；卷二为"新增四言脉要"；卷三为汪昂的"十二经脉歌""奇经八脉歌"；最后附"脉要简易便知"。其脉学理论实用价值高，至今对临床脉诊仍具有现实指导意义。《本草求真》在我国中药学史上占有重要地位，体现了江西医家求真务实宗旨。他特别重视脉之胃气,将胃脉置于诸脉之首。实践表明,脉之有无胃气,对判断疾病预后之良否具有重要意义,这是中医诊断学的一大特色。

《本草求真》是一部药物学专著。全书10卷,其中7卷议药,收录药物791种(主药523种、附药268种);2卷论主治,分五脏六腑及六淫病症主药等25项。《本草求真》的一个突出特点是不以草木金石等类来编次,而是以气味相类、功效相同来划分归属。黄宫绣将药物分为7类,即补剂、收涩剂、散剂、泻剂、血剂、杂剂、食物,突出特点是以气味相类、功效相同来分类,并详细阐明药物的比较鉴别使用。该书对研究中药、发展中医具有重要价值。书中还分论脏腑病证主药和六淫病主药,最后附总义。卷后载有药物自然分类法目录,以便检索。全书对每种药物的气味、形质、鉴别使用进行了阐述,并介绍了作者临证应用的经验。该书对于从医者临证选药具有重要的指导意义。

7. 医家斗文谢星焕

谢星焕,字斗文,号映庐,江西南城县人,约生于清乾隆五十六年(1791),卒于清咸丰七年

（1857），享年66岁。少年攻读儒书，欲应科举，因家境困难，绝意进取，乃继承父业，专心钻研医学。其祖父弃儒就医，其父亦以医为业，著有《医卜同源论》。谢星焕承两代之学而勤于临证，颇多心得，在当地行医40余载，声誉卓著，通晓诸科，精内科、喉科，善治各种喉风、喉痹、梅核症等，是盱江喉科的代表人物。撰有《得心集医案》，该书后因战乱散失过半，经其子谢甘澍整编成书，即今之《谢映庐医案》。

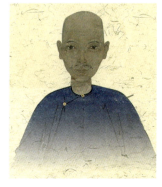

谢星焕画像

谢星焕对中医理论研究颇深，所著《谢映庐医案》被誉为医案珍品，为习医者撰写医案之楷模。书中临床经验和临证思路为医家所推崇。谢氏博览群书，熟谙经典，临床上多用名人古方，以经方为多，对刘河间、李东垣、张景岳、喻嘉言之医论以及《千金》《局方》《指迷》《鸡峰》皆有涉及。在临证上善于运用古方成法，必要时才自立方治，议病亦不肯拘泥于一家一派之中，而善博采众长，作为自己化裁运用的凭藉。如治黄锦盛肝肾阴虚的头痛，仿仲景济阴复脉之例，参入喻嘉言畜鱼置介之法。此外，在治法上也不拘一格，每临急症，博纳众法，如涌吐、针灸、擦牙、鼻饲、敷脐等皆简便易施，适于急救，对于临床大有裨益。

他穷究脉理，善治疑难，临证注重四诊，于脉诊尤为高超，善于据脉叩证，精推细勘，推求脉理，以探求疾病的病理变化。如温邪入气之脉象模糊，系风温热邪蒙闭上焦气分所致。在《谢映庐医案》中载录了治验250余案，是谢氏数十年临床治验的记录。所载医案大多是经过误治、失治或久治不愈的疑难病证，案中分析精详，首尾贯串，对病机变化更是说得明白晓畅。

谢氏深谙仲景之道，通晓诸科，精内科、喉科，善治各种喉风、喉痹、梅核症等病症。他结合自己几十年积累的临床经验，编纂成《得心集医案》。书中有述治答问两类，载医案250例，分伤寒、杂症、疟症、产后、小儿等21门。谢氏临证诊察精心细微，论病议病切中肯綮，处方立法匠心独运，屡起沉疴，活人无数。勤于临证，精于辨证论治，故疗效显著而名传于世。在辨治喉风急疾方面，他善于阐发经旨，灵活运用散火、甘缓、涌吐等法，救急救危；在辨治梅核症方面，提倡察其因、乘其机，治以理气、清火、消痰、平肝等法，并重视精神调治；辨治喉痹，仿喻嘉言之法，议病必分阴阳虚实，不仅关注肺肾，更注重脾胃。其辨治喉症的独特临床风格及学术经验足以启示后学。

三、外科巨擘

中医外科包括疮疡、肿疡、溃疡，凡痈疽疔疗、痔疥癣瘤等，皆属疡科之类。中医外科以中药外治疗法为主，中药外治疗法是中医采用中药对疾病进行治疗的一种方式，也可以说是一种给药途径。中医外科疾病由于社会环境、自然条件的变化，病种和病情也随之发生变化。

江西外科发展的突出成就主要有两个方面：一是宋代外科专家李迅著有《集验背疽方》，指出痈疽有内外之别，并对痈疽病因、病机、诊断和治疗进行了科学的分析；二是赵宜真著有《仙传外科集验方》，收集了宋以后民间论治痈疽疮疡的单方、验方和各种中毒、外伤、烫火伤、蛇虫伤的急救方法。此外元代危亦林对外科发展也有所贡献，他在《世医得效方》一书中论述了乳痈、心痈、肺痈、附袖痈、便毒等 20 种外科病证的病理和治法，特别是他向世人公布祖传外科秘方，更是他治病救人思想的真正体现。

1. 痈疽集验李嗣立

李迅，字嗣立，宋代外科医学家，江西遂川人。本以儒学传家，官至大理评事，以医著名。精于外科，留意医方，广集博采，编著《集验背疽方》。该书原书已佚，今传世者乃清修《四库全书》时自明《永乐大典》中辑出。该书对背疽（化脓性疾病）的发病、诊断、用药、禁忌等议论详尽曲当。《集验背疽方》所汇集之方剂，不少具有简、便、验、廉之特色，为疡科之善本。

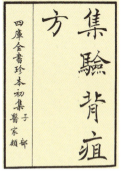

《集验背疽方》书影

李氏认为"背疽其源有五"："天性一，瘦弱气滞二，怒气三，肾气虚四，饮法酒、食炙煿物、服丹药热毒五。"强调外科疽发有内、外因之别，治疗着重于"审内证用药"和扶正。该书重视疽证的治疗，提出了用平补之剂"山药丸"治疗肾脉虚之疽证。对疽证用药禁忌、预防调护做了详细论述，如重视保持创口的清洁，强调避风，忌用手触，或以口吹之，甚至避免与有狐臭之人、行经期妇女接触等，尽量减少创口受到污染及不良刺激等；还提出了用隔蒜灸的方法治疗早期背疽，脓溃后再用神异膏贴之，病可即日而安。

背疽发渴的论治是李氏治疗疮疡的独特见解。西医对于疮疡患者尿糖或血糖增高者，或素患糖尿病而又并发疮疡者，每每感到棘手。李氏除按其集验诸方处理局部外，主张专服、常服加减八味丸，是既防且治的妙法。如他曾将这个痈疽发渴的治疗方案献给某贵人，开始未被采用，后来患者在无可奈何的情况下才接受他的建议，果然于三日后渴止。

该书记载的一些效方曾流传很广，如"麦饭石膏"为白麦饭石与白蔹、鹿角捣为末，取多年米醋煎煮至鱼眼沸，加入药末，调成糊状，用时敷于肿物上，疮头留一指的大小不涂，以出热气。若日久创面溃烂，筋骨出露，可于布上涂药贴之，药干即换，但疮头空出不敷药，效果奇佳。麦饭石膏为治疗背疽的良药，在当时为常备成药。神异膏可"治一切疮疖"，方用全蝎（七个，去毒）、皂角（一锭锉碎）、巴豆（七粒，躯壳）、蛇床子（三钱）、清油（一两）、黄蜡（半两）、轻粉（半字）、雄黄（别研，三钱），上药先用巴豆、皂角、全蝎煎油变色，去了三味，入黄蜡化开，取出冷处，入雄黄、蛇床子末、轻粉和匀成膏外用。李迅认为，只有简易、普及，才能真正达到为患者治病的目的，故书中少见用贵细、偏难的药物，如使用忍冬藤，有鹭鸶藤酒、忍冬丸、治乳痈发背方等，都是比较容易取得的药材，作者任大理评事时，虽经常接触达官贵人、士大夫阶层，但仍不忘"田夫野老"。他在书中多处提到"贫乏无钱买药者适居僻邑草市，难得药材"，这是十分难能可贵的。由此可见其医德仁术。

2. 仙传外科赵宜真

赵宜真（？—1382），号原阳子，原为宋宗室，其先居浚仪（今河南开封），父仕元为安福令，乃徙江西安福，元末明初道士。著有《原阳子法语》《灵宝归空诀》《仙传外科集验方》《秘传外科方》。

赵宜真辑录的《仙传外科集验方》和《秘传外科方》，继承了宋代的外科成就，在理论和实践方面都有所创新，是当时颇有临床实用价值的外科专著，对临床有重要指导意义。《仙传外科集验方》又名《仙传外科秘方》，原由元代杨清叟撰写，后为赵宜真编集而成。该书由外科集验方和增添别本经验诸方两部分内容组成，共11卷。卷一总论痈疽发背及内服荣卫返魂汤的加减用法；卷二至卷四重点论述温、热、凉性三个外用药方的用法及其他外科通用方；卷五至卷七为痈疽、疔疮、瘰疬、咽喉及疯狗咬人等病的治疗方法；卷八至卷九再论痈疽、发背、疔疮治方；卷十至卷十一为急救及妇、儿科杂病治方。

《仙传外科集验方》在痈疽方面的论述尤为详细，强调痈、疽、疔、疮的辨证求因和审因论治。该书在理论、实践上较以往外科医书有所创新，如对附骨疽病理的论述，在《黄帝内经》肾主骨的理论指导下，强调温补肾气以治骨疽，并主张以大附子补助肾阳。这种论点影响广远，明清时期薛己、汪机、王维德等外科学温补派的形成就受此书影响颇深。"肾实则骨有生气"的论点，对补肾法在现代骨科疾病中的应用亦有指导作用。该书所载的类似现代骨髓炎的死骨形成过程，及慢性瘘道的辨脓方法，都是当时非常宝贵的临床经验。该书首倡手术切开取死骨法，是中医骨科史上的一大创新。又提出对金疮要先用绳或绢带缚住"血路"，再在创口上敷药以止血，较之危亦林单纯用包扎止血有所提高。《仙传外科集验方》在疡科理论方面的论述亦颇为精当，其论述痈疽阴阳虚实甚详，论证处方，皆详审机理。在疡科辨证上，除痈为阳证、疽为阴证外，强调痈疽有"阳中之阴""阴中之阳""阳变而为阴""阴变而为阳"的变化。

在治疗上，内治方面强调痈疽疔疮的辨证。据《仙传外科秘方》记载，赵宜真有一次收治了一名病人，看其表象身上长满了大大小小的痈包，尤其在脖子上更为明显，仔细观察患者的皮肤轻薄如纸且颜色鲜红，肿势也非常明显，病人表述痛感比较强烈，呻吟之声也比较洪亮。赵氏判定这是阳实发热而形成的痈肿，继而分析人体五脏之气都秉承着胃气所生，胃气化生水谷精微传导输布才能营养五脏；而痈肿也是由于气火所致，当邪气停滞在胃中，火邪之气便随之传导到经络当中，当经络中火邪之气聚集壅结便形成了痈肿。在治疗方面，赵氏首先使用乳香豆粉以清心火，防止邪毒上攻导致神昏，再服用几剂凉血行气之药，病便可好转。有一名病人背后感觉阴冷，而且不能吹风，一吹风就会痛，没有明显的肿势，遇冷则加重病势。赵氏分析此病是由于脏腑元阳虚弱，然后风邪趁机侵入体内，导致血气流行不畅所致，所以在用药方面采用生姜、肉桂以温血，用草乌、天南星来破除阴邪之气、驱风通痹，而用赤芍、白芷温散止痛，最后用酒来温经活络，有起死回生的功效。

四、妇科翘楚

中医妇产科妇科亦称"女科",研究范围包括月经不调、崩漏、带下、子嗣、临产、产后、乳疾、症瘕、前阴诸疾及杂病等项。宋以前妇科已有雏形。自宋开始,人们对妇产科的重要性认识加深,妇科著作不断增多,其中《产宝诸方》《产育宝庆集方》《卫生家宝产科备要》《妇人大全良方》等颇有价值。应该说,宋代妇科才真正从大内科中分离出来,而明清两代则改称"妇人科"。

宋代,江西妇产科研究和临床技术进入了一个新的阶段。陈自明是南宋时期的江西妇产科著名医家之一,对于妇女的月经不调、带下病以及产子等方面颇有研究,论述乳癌尤为精辟,其研究成果先于世界各国,使中国医学妇产科成为一门系统的专科,著有《妇人大全良方》。清代亟斋居士于康熙末撰著《达生篇》通俗易懂,全面论述了

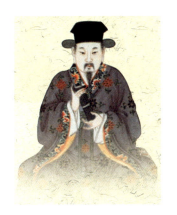

陈自明画像

胎前、临产、难产的救治、产后护理之法,指出分娩是自然规律,以解除人们对分娩的恐惧心理,树立产妇分娩的信心。书中还将唐宋以来产妇临产经验高度概括为六字诀:"一曰睡,二曰忍痛,三曰慢临盆。""睡"即感觉临产时,宜静卧休息,养精蓄锐;"忍痛"即消除分娩时的紧张心理;"慢临盆"即勿坐盆太早,以免枉费力气。

陈自明(约1190—1272),字良甫,又作良父,晚年自号"药隐老人",南宋临川(今江西抚州)人。陈氏出身中医世家,祖父和父亲都是当地名医。陈氏自幼学医,勤学博览,精研《黄帝内经》《难经》《伤寒论》及《神农本草经》等经典;精通内、外、妇、儿各科,临床经验丰富,对妇产科及外科尤为擅长。曾任建康府明道书院医谕。鉴于宋代以前的妇产科专书"纲领散漫而无统,节目简略而未备",学者无从深入研究、全面了解的弊端,他博采众书之长,撰成《妇人大全良方》。

陈自明的《妇人大全良方》对宋代以前的妇产科做了系统分析、研究和总结,使之成为一个专门科学和门类。该书论妇人首先重其生理,在《月经序论》中首先引据《黄帝内经》的论断,强调妇女月经的先天来源,突出了冲任、天癸与月经的关系,同时亦不忽视后天脾胃运化的水谷精微在月经产生方面的重要作用。此外，他还将妇女的生理发育和病理变化分为三个类别，即室女、已婚和七七天癸尽数之后，即青春未婚期、已婚期、绝经期三个阶段，来归纳分析不同的病证。认为在室女期，由于青春期的变化，思虑积想等情志变化多，故其病多在心脾。而对于绝经之后的胞宫出血，则多考虑肝肾虚热。至于一般的月经失调，则认为多与冲、任、肝、脾有关。对于妇科诸病的病机，陈氏抓住主要病理变化，注重气血逆乱、经脉逆行、五脏功能失常、生化告竭等方面，可谓治病求本。

他提出男子三十而娶，女子二十而嫁，理由是："皆欲阴阳完实，然后交而孕，孕而育，育而坚壮强寿。"除此之外，陈氏还记述了人工流产的适应症。在书中，陈氏还记载了很多难产情况和处理方法，而且比较科学，有的方法至今仍在使用。在八九百年以前，我国妇产科学已经达到如此高度，实在是一件了不起的事情。对于妇人病因，陈自明不拘泥前人之说，而是从临床实际出发，区别对待。在妇科病治疗方法上，陈自明能从妇科的角度出发，突出妇女生理病理特点，辨证论治，强调以血为基本，调治着重脾胃，而兼及心肺肾。

五、儿科专擅

儿科亦称"小方脉""少小科""幼科",因小儿难以陈述病情,故医界习称儿科为"哑科"。中医儿科主要研究自胎儿至青少年这一时期小儿的生长发育、生理病理、喂养保健等。

江西儿科发展的主要成就:一是在儿科生理、病理特点研究和小儿诊疗方面具有创新之处,儿科医家万全对小儿生理、病理特点及诊断、治疗提出了许多独到的见解,强调小儿更具有"阳有余,阴不足"的生理特征,所处之方多简便实用,效验价廉。万全强调小儿养护,注重胎养、蓐养、鞠养,还首先提出了"小儿体禀少阳"之说,对儿科学的发展做出了卓越的贡献。二是在儿科痘疹的治疗方面,儿科医家聂尚恒从分析痘疹病因和各期临床表现到诸证调治方药,并对诸家治痘疹之优势进行比较,提出用药中和之理，既不偏于寒凉，亦不偏于温补，提倡痘疮之治以补益气血为主，痘出之后、结痂之前，禁忌一切凉心之药，这一治疗思想对后世儿科的发展有一定影响。清代江西人痘接种术得到广泛推广，在中国和世界预防医学领域具有划时代的意义。

1. 万氏儿科万密斋

万全（1499—1582），谱名事全，字全仁，号密斋，晚年自称"通仙""江湖逸叟"，明代著名医学家。

万全祖籍豫章（今江西南昌进贤），"家世业医，方脉悉有异传"，尤以幼科闻名。其祖父谱名万梅素，字兰窗，号杏坡，居江西进贤县杨家山万家湾，精岐黄之术，为万氏幼科第一世。父亲万筐，谱名松寿，字恭叔，号菊轩。明成化十六年（1480）自江西进贤徙居湖北罗田，子承父业，为万氏小儿科第二世。万全出生于罗田，天资聪颖，自幼习儒，八岁能诗文。拜同里大儒张玉泉、胡柳溪为师，颇得其传。后入县学为诸生，举业之余旁通医学，时或应诊，为学中师友提供医药之便。惜考运不济，屡试失利，30岁后即绝意科场，以行医为务。自此50多年间，万全谨遵父训，"本之《素》《难》，求之《脉经》，考之《本草》，参之长沙、河间、东垣、丹溪诸家之书，抽关启钥，探玄

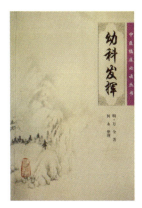

《幼科发挥》书影

钩隐",医术日益精进,更擅幼科,是为万氏小儿科第三世。万全行医足迹遍及罗田、蕲春、黄山、黄冈、麻城、武昌、郧阳乃至江西湖口、鄱阳等地,成为与李时珍齐名的鄂东四大名医之一。

万全不仅勤于临床、精于辨证,活人无数,名震一时,而且善于总结,乐于笔耕,老而弥奋,著述甚丰。据毛德华《万全生平著述考》统计,万全一生撰有17种著作,其中《养生四要》《保命歌括》《伤寒摘锦》《广嗣纪要》《女科要言》《片玉心书》《育婴秘诀》《幼科发挥》《片玉痘疹》《痘疹心法》等十种结集为《万密斋医学全书》。清初刊行于世。另有《素问浅解》《本草拾珠》《伤寒蠡测》《脉诀约旨》《医门摘锦》《保婴家秘》六种著作,万全自认为系早期著述,不够成熟,"不敢自售以买笑",故未梓行。此外,还有一本《幼科指南》,系万全之孙万机对《片玉心书》的修订之作,虽有万机的个人经验掺入,但主体内容还是先祖遗教的《片玉心书》，理应视为万全之著。

万全作为万氏儿科的第三代传人，首先在理论上创立小儿"三有余、四不足"论。他在《幼科发挥》中提到，小儿"肝常有余，脾常不足者，此却是本脏之气也，盖肝乃少阳之气，儿之初生，如木之方萌，乃少阳生长之气，以渐而壮，故有余也。肠胃脆薄，谷气未充，此脾所以不足也"。有余不足并非指一般虚实而言，更非"邪气盛而实，精气夺则虚"的病理状态，而是首先以小儿生理特点立论，进一步论证小儿病理特征，为指导儿科临床治疗提供了系统的理论依据。此外，他还在家传十三方的基础上归纳出小儿三种病因，提出不滥吃药、预防为主的方针，颇有创见。

二是首重望诊，四诊合参。儿科又称"哑科"，小婴儿有口不能言，而能言者又未必可信，加之就诊时常哭扰，使气息、脉象改变等，给诊断造成困难，故望诊尤为重要。万密斋在《片玉心书》中指出：小儿疾病，应先观形色，而后切脉。《育婴家秘·辨小儿形色》指出：小儿有病应观形色，青色主惊风，红色主热，黄为伤食，白主疳积，肝病须观眼目中，脾唇心舌自相通。肺有病时常在鼻，肾居耳内认其宗。万全上承《灵枢》《素问》，把面部各部分属脏腑，以额部候心，鼻部候脾，左颊候肝，右颊候肺，颏部候肾，临证时多从面部望诊着手。

三是注重审因论治，注重脾胃。万全把"节饮食，慎医药"

列为小儿保健防病的首要原则，在用药上强调"但取其平，补泻无过其剂，尤忌巴牛，勿多金石，辛热走气以耗阴，苦寒败阳而损胃"。

四是预防为主，重视保育。万全强调胎养之道重点在于保孕期母体安健，"调喜怒，节嗜欲，作劳不妄，而气血从之，使诸邪不得而干焉"。

五是治学严谨，遵法不泥。万全一生治学严谨，求实而不慕虚荣，无论是前贤之论，还是祖传之法，他都要反复临证实践后才下详论，从不轻易盲从。如对家传十三方的应用，不仅在理法方药上阐述，还列出大量医案，从理论到临床实践给后人以明示。

万全不仅医术精湛，而且医德高尚。他痛斥庸医误人，反对巫医惑乱，治病不记嫌隙宿怨，不论贫富贵贱，同情劳苦，施医赠药，深受民众爱戴。嘉靖二十年（1541），罗田县富绅胡元溪有个四岁儿子于二月间患咳嗽，急于请儿科医生诊治。因胡元溪对万全有怨恨情绪，便不请他，只请其他医生诊治。先后换了好几个医生，小儿非但未能治愈，病情反而恶化。到了秋季，不但咳嗽加重，而且"痰血并来"。到了九月间，病势更为严重，已经到了"事急矣"的危急状态。实在不得已，胡元溪这才决定改请万全给儿子看病。事前还专为此事求神卜卦，直到得了吉祥之卦这才来请万全。万全虽然对胡元溪很反感，但他认为此时抢救小儿性命最为要紧，其他均不宜计较，应当胸怀宽广地对待此事。他说："予以活人为心，不记宿怨。"于是立即前往胡家诊治。

2. 聂氏儿科聂尚恒

聂尚恒，字惟贞，号久吾，清江(今江西樟树)人，万历年间中举人，任福建汀州府宁化县令。清人朱纯嘏说："聂尚恒以乡进士出任宁化县令，卓有政声。惜当时以儒臣显，不列名医林。"其实，聂尚恒更以医术著称于世。作为明代妇幼科专家，聂尚恒以他高尚的医德、高超的医术和精深的医理，在中国医药史上写下了光辉的一页。聂尚恒在任职宁化时，为了方便百姓，常常坐在大厅署里诊病。他根据病人病情，逐个建立病式，并根据病情变化随时加以改治。这种病式相当于今天的病历。病人按方服药之后，很少有不痊愈的。据说，聂尚恒在宁化时经常和普通群众接触，平易近人，百姓也乐意亲近他。

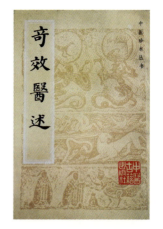

《奇效医述》书影

聂氏勒于政事之余，还精通医理，勤于著述，著有《奇效医述》《活幼心法》《医学汇函》《痘科慈航》《扁鹊八十一难经》等医学专著。聂氏治病尤擅长于治疗小儿痘疹。《活幼心法》是一部论痘疹的专著，内容颇为丰富，是聂氏一生的经验结晶。该书根据痘疹不同阶段的特点，从病因病机、临床症状及调治方药等方面进行了分析讨论。他在辑录历代前贤有关论治痘疹的理论和经验的同时，对诸家优弊进行了比较，然后提出自己的见解。《奇效医述》是聂氏在宁化当县令时治疗疑难重病的记录，也就是诊籍，即医案。该书分两卷，收验方42例，以妇科、儿科为主。每一案例都从头到尾把病的起因、病情、变化、用什么药、用药后的反应一一详尽记述，案后还附原用药方、计量、服法等。《奇效医术》论病专以辨证为主，每叙述一个案例，一定要推究它的原委，审察病因，判明症状，开具处方。《医学汇函》是聂氏的另一重要著作，辑入了很多医书。

《奇效医述》载有许多聂尚恒治疗疑难杂症的医案。有一次，聂氏在田间散步，一位游医向他求救，说有一个怀孕八九个月的少妇突然大小便不通，他已用药但无效，病情很危急。聂尚恒详细问了病情，只用一味药，病人大小便全通了。第二天孕妇丈夫向他道谢时，说妻子小便时还须用手紧按小腹。聂尚恒要她再服一剂药，孕妇依言服药，病全好了，一个月之后顺利分娩。

有一回，聂尚恒的妹妹得了一种奇怪的病，年仅三十，却"肉削骨露"，晚上发热，天明退烧，饮食少进，烦躁不安，脉歇至心，难以救治，开始用药也未对症，再详明发热部位，其妹才说是右肋一团先热，再扩至全身。聂才顿然省悟，认定是郁气郁痰，结成痞块，胸膈壅滞，于是用药先攻痞块，果然奏效，块消热退，不几个月即痊愈。

聂尚恒的亲家有个姓周的邻居，家中富有，50多岁，却只有一个14岁的儿子，视为掌上明珠。不料儿子染上痘疹，六天之后，痘已出齐，但还是说胡话。请了许多医生，用药无效。经聂诊治，只吃了一剂药，即有好转。第二天再去复诊时，发现患儿仍会突然惊跳。聂尚恒认为可能因痘疹出得太密，血气内虚、毒气难排，攻扰心经，致患儿心神昏乱，惊悸发狂。此时，只要大补血气，血气自能逐毒外出，患儿就不会发狂说胡话，于是用加减内托散。他在按方合药的时候，另外一位医生在旁边看到处方，大吃一惊。此人当着主人的面又不敢说，就背地里对别人说：病人已经毒盛发狂了，还要服热药，今天一定会爆热而死。谁知清早患儿吃药以后，却安然睡到下午两点钟，痘也胀了，神气也安静了，不再说胡话，甚至可以吃一点东西了，只是脓浆出得太慢、太迟。于是，聂尚恒再用加味内托散，每日二剂。服至七八剂时，脓浆渐渐满了，服到十几剂以后，浆满收功。还原后，患儿觉得全身发痒。聂尚恒又用大连翘饮加减几味药，患儿服后终于痊愈。

六、骨伤神技

中医骨伤科学是在中医药理论指导下,研究人体运动系统损伤和疾病的预防、诊断、治疗及康复的一门学科,古时属"疡医"范畴,又称"接骨""正体""正骨""伤科"等,是中医学重要组成部分。江西骨伤学的发展成就主要体现在两个方面:一是骨科小夹板的使用,二是外科术后的恢复方法有着许多创新之处。代表人物主要有蔺道人、危亦林。

蔺道人精于外科治伤,对于理伤接骨手法步骤有精细的研究,还创制了不少伤科所用丸散膏丹,如大活血丹、小红丸、乳香散等,都有很好的疗效,至今仍为一些骨伤之家秘传。著有《仙授理伤续断秘方》传世,具有很高的学术价值。危亦林在骨折脱臼的整复方法和处理原则、脊柱骨折治疗及麻醉药方的使用等方面达到了世界领先水平,最早创造"悬吊复位法"来处理最棘手的脊椎骨折。危亦林认为，脊椎骨折是由于挫伤，即间接暴力引起，这种间接暴力往往造成脊椎压缩性骨折，单纯用手整复是不可能的，因此必须采取悬吊复位方式，使其"坠下身直"，伸直脊椎，骨折才能复位。在骨伤诊断方面，清代江考卿提出通过检查骨摩擦音以鉴别骨折的方法，该检查法至今仍是骨伤科常用的简便检查法。

1. 理伤续断蔺道人

蔺道人（约790—850），唐长安（今陕西西安）人。晚年来到江西宜春，结草庵于宜春之钟村，买数亩种粟以自给。

蔺道人授方无私。在宜春钟村隐居期间，蔺道人与村中彭姓老人关系融洽，彭叟常帮助他农耕。一次，彭叟的儿子伐木时坠地，"折颈挫肱，呻吟不绝"。蔺道人听说后前往诊视，"命买数品药，亲制以饵"。彭叟的儿子"俄而痛定，数日已，如平时"。众人方知蔺道人擅长医术，从此"求者益众"。蔺道人不喜被打扰，便把医书传给彭叟，并让他发誓"无苟取，毋轻售，毋传非人"。由此而"治损者宗彭氏"。

蔺道人为人洒脱不羁。在宜春隐居期间，蔺道人几乎不与外界接触，只有一位邓先生，常来与他饮酒作乐，醉后还会高歌:"经世学,经世学成无用着;山中乐,山中乐土堪耕凿;瘿瓢有酒同君酌,醉卧草庐谁唤觉;松阴忽听双鸣鹤,起来日出穿林薄。"在蔺道人口中,经世学竟成无用着,倒不如醉卧草庐,享受日出穿林薄的恬静的田园生活,可见其对名利的不屑。

蔺道人传予彭氏的《理伤续断秘方》(后称《仙授理伤续断秘方》)为我国现存最早的中医骨伤科专著,所载方药沿用至今。这本书虽然只是一本不过万言的著作,却记录了极其丰富的骨折、脱臼的诊断,整复手法,手术治疗原则和方法以及近 50 个内服外用的方剂和 100 多味药物的炮制要求等知识,是研究中国外科学特别是骨伤科学、麻醉学发展史的重要文献。

全书分为"口诀"和"方论"两部分。作者对骨折的治疗步骤、诊断、治则、方药进行了详述,直至现在在临床依然有借鉴意义。对于骨折他提出采用摸骨缝的方法进行判断,并且介绍了处理损伤、关节脱臼及伤科常用的止血、手术复位、牵引、扩创、填塞、缝合等具体操作方法。

《仙授理伤续断秘方》在骨伤科方面的贡献主要有两点:

一是正确叙述了骨折和关节脱臼的固定方法和原则,大大丰富和促进了我国正骨技术的进步和治愈率的提高。众所周知,骨伤的正确复位固然重要,但只有正确复位,没有可靠而适当的固定，也难以获得理想的愈合。或因固定不全，复位正常的骨伤又会发生变位而畸形愈合，或因固定过度而造成关节强直、肌肉萎缩。可见固定方法之是否恰当与骨伤治愈率关系密切。

二是提出了复杂骨折治疗的基本原则，创造性改进了复杂骨折的治疗技术。《仙授理伤续断秘方》总结的三条经验，既是复杂骨折治疗的三条原则，也是具体操作技术的诀窍，至今仍有临床指导价值。

2. 夹板发明危亦林

危亦林（1277—1347），字达斋，元代江西南丰人，医学家，江西古代历史上十大名医之一。危氏家族五世皆从医，宋代名医危云仙是其五世祖。危亦林自幼聪颖好学，博览群书。长大后，对祖传医术有浓厚兴趣，将祖传的医书及验方详细阅览、研究，并在行医过程中进行验证和修改，医术日益精湛，成为精通内、妇、儿、眼、骨、喉、口齿各科的名医。

天历元年（1328），危亦林担任南丰州医学学录，之后被提拔为官医副提领，协助提领掌管医政，最高做到了南丰州医学教授。危亦林在行医和担任州医官期间，将医籍中所载录的验方和祖传秘方，结合自己的医疗经验，著成《世医得效方》。此书经江西官医提举司报送元朝太医院，

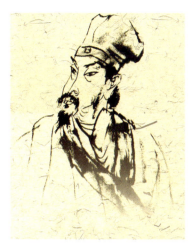

危亦林画像

于至正五年（1345）刊刻发行，最终成为各行省使用的医疗手册。

危亦林在骨科医学上的最大贡献就是首创悬吊复位法、架梯复位法，并且为了控制骨科疾病伴随的疼痛的症状，发明了麻醉药"草乌散"，制定了麻醉药使用规范。他发明的"悬吊复位法"比英国达维斯的悬吊复位法早约600年，发明的麻醉药比日本华冈青州的曼陀罗手术麻醉法早400多年。《世医得效方》的骨伤科成就代表了当时的骨伤科水平，居于世界前列。

此外，危氏在喉科、眼科方面也造诣颇深，多有贡献。喉科方面，他首创"喉风十八症"，对喉风进行了分类，从而为喉风病的辨识提供了思路和方法。眼科方面，他提出了将眼部划为五轮，分属五脏的五轮学说，据此说明眼部的解剖、生理和病理状况，指导临床辨证。

《世医得效方》涉及医学各科。骨科方面他善于运用活血化瘀、养血舒筋法，对于气血虚弱之骨折，主张用培元补肾法。他还对骨伤的康复及预后有独到见解，提出内服、外用并重的康复手段，体现了中医学的整体观念。在用药方面，他打破了"十九畏"的用药禁忌，共十余首方剂使用了"十九畏"禁忌的配伍，并取得了良好效果，只是在剂型上应以丸、散剂为主。喉科治疗方面，危氏重视气血流通，善于运用调血理气、理肺利窍之法，并提倡运用《金匮要略》"病痰饮者，当以温药和之"理论。眼科方面，他将眼部病变归属五脏，再以方药治疗脏腑失衡，从而根治疾病。

危亦林不仅医术高超，而且心怀天下，忧民生之疾苦。元代战乱频繁，经常有贫苦农民受外伤的情况发生，加之危亦林艺术精湛赫赫有名，因此向危亦林求医的人络绎不绝。由于许多病人因远途运送，一路颠簸增加了不少痛苦，有的甚至因此延误病情，造成终身残疾，危亦林看在眼里痛在心里，决心将自己毕生之医技传授给更多人，以造福百姓。传说他先后教过12名徒弟，严格要求他们，告诫他们一定要精进医术，切不可"心中了了，指下难明"。危亦林明白，正骨之学不仅要懂得理论，实践更为重要，因此他制作了盛有猪肘骨的沙袋，教徒弟隔沙正骨。可见危亦林是一位有着博爱之心的优秀医学家，愿意将自己一生之学传授给后人，从而造福百姓。他还是一位优秀的教师，提倡理论与实践相结合，使徒弟的医技快速提高。

七、针灸高强

  中医针灸学是运用针刺与艾灸等方法防治疾病的一门临床外治学科。江西针灸技术源远流长,一度处于全国领先地位,针灸名医竞相涌现,针灸著作层出不穷。江西针灸学派代表人物有席弘和徐凤,这两个人是江西针灸学派的鼻祖。席氏家传针灸之法由宋代到明代,经久不衰,影响甚远。席氏门徒众多,遍及江西各地,形成了我国历史上较大的地域针灸派系。江西另一针灸代表人物徐凤,精研窦汉卿(即窦默)著述,秉承窦派学术思想,其主要贡献:一是诠释了窦默针法,二是完善了子午流注法,推动和发展了明代的针灸技术。徐凤晚年结合自己临床经验和理论学习心得,编撰成《针灸大全》一书。清末民初的清江针灸名医黄石屏被认为开创了针灸走向世界的先河。

1. 针灸真人席弘远

席弘（生活年代约南宋中晚期），一作席横，一作席宏，字弘远或宏远，号梓桑君，江西临川县人。出生于医学世家，先世为宋廷明堂医官。席氏针灸精妙，善治内、外、妇、儿、五官、骨伤等科急重症，辨穴施针，捻转补泻，有立竿见影、起死回生之效。

关于席弘的针灸学术思想，可从《席弘赋》《补泻雪心歌》《天元太乙歌》特别是《神应经》中表现出来。席弘门徒根据席弘学术思想而补辑或编写成的针灸歌赋《席弘赋》，得到后世针灸著作《神应经》《针灸聚英》《针灸大全》《针灸大成》《重楼玉钥》等的肯定。徐凤《针灸大全》有赞："学者潜心宜熟读，席弘治病名最高。"席弘所撰《席横家针灸书》，今已散佚。

席弘灵活运用腧穴定位，强调"审穴"的重要性，继承了《黄帝内经》对于腧穴定位的描述。《席弘赋》提到临床选穴时需注重揣穴，通过视、触、叩等对疾病相关区域进行检查，如病变局部或相关部位是否出现酸、麻、胀等感觉，是否存在明显压痛点，是否有条索状结节，或有皮肤温度的变化等反应。对腧穴进行精准定位，同时要综合考虑患者的个体情况、针灸宜忌等，以更好地治疗疾病。

席弘尤其强调辨证论治，注重特定穴的临床运用，结合针刺补泻手法,在治疗方面取得显著的临床疗效,较多操作手法一直为现代临床所沿用,甚至现代针灸学教材也有相关记载。《席弘赋》开篇即强调:"凡欲行针须审穴,要明补泻迎随诀,胸背左右不相同,呼吸阴阳男女别。"指出胸属阴,背属阳;左为阳,右为阴。《神应经》也记载:"男子为阳,午前左转为补,右转为泻;午后右转为补,左转为泻。女人为阴,与此相反。"同时强调迎随补泻。《席弘赋》对五输穴的描述较多,既有单独使用的,也有配合使用的,如"最是阳陵泉一穴",此处膝关节疼痛时可使用阳陵泉(胆经合穴)治疗;肘部疼痛,针刺使用尺泽(肺经合穴)配合太渊(肺经输穴)进行治疗;原穴和络穴可治疗五脏表里之病;指针刺太渊(原穴)和列缺(络穴)具有通经理气之功效,可治疗气病。

席弘重视针刺及其补泻手法,也重用灸法。如用灸法治疗小儿脱肛、噎膈。同时对灸材的选取与使用也有要求,认为"唯一用三月三日艾最佳"。

2. 针灸大全徐廷瑞

徐凤,字廷瑞,江右弋阳(今江西弋阳石塘)人,生活年代为14世纪下半叶至15世纪上半叶,是明代著名针灸医家。徐凤15岁时开始潜心研究岐黄之术,专攻针灸。

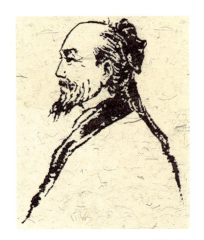

徐凤画像

继承倪孟仲、彭九思等医家的针灸思想,其后游走江湖,参访名师,博闻强识。晚年结合临床经验和理论研习心得,编撰成《针灸大全》一书。该书编录按照针灸基本知识、基本理论、穴位定位、针刺手法、艾灸疗法、取穴别释和一穴多名的体例编排,充分体现了对针灸学认知的逻辑性。

  首先,徐凤重视医理,针灸两法并重,乐于传播岐黄医学之道。他精研《黄帝内经》《难经》等医学经典,博采先贤针灸学术思想,重视对医学理论的继承,不偏于应用针法而忽视灸法,也不偏于应用灸法而忽视针法,而是唯从医理,随病之轻重、法之所宜辨证施治,因病求法,针灸两法并重。徐凤针灸着眼于实际,重实用。徐凤对窦汉卿的学识非常敬佩,在继承与发展窦派思想的同时注重创新,其针灸之法至今都有影响。

  其次,徐凤重博采众家歌赋,著成《针灸大全》。该书化繁为简,阐释针灸医理时,不仅言简意赅,而且便于诵读记忆，有利于针灸学的发展。

此外，徐凤重视创新，不拘泥于先贤之见，传扬针灸医理之要。创新是徐凤学术思想的主基调，是贯穿其一生的不懈追求。徐凤虚心好学，善于钻研，勤于思考，不盲从古训。不仅如此，徐凤定孔穴，精于同身折量；论开穴，编按时定穴诀；谈灸疗，重调护宜忌；考穴名，理清名称异同。

《针灸大全》卷一集录针灸歌赋，主要是收集前人医篇，体裁为歌赋类，包括周身经穴赋、十二经脉歌等23篇歌赋，是对针灸理论的高度概括，简便易记，属于针灸学的基本理论和基本知识，主论经穴、经络循行、针灸禁忌、病证治疗等内容。卷二录入窦汉卿的著述《标幽赋》并做了详细的注解，语言简洁明快，通俗易懂。卷三为周身折量法，先论取周身寸法，次论人体各部取穴。卷四收录了窦汉卿的八法流注，主要为十二经脉、奇经八脉、各种病证的主治穴位。卷五为《梓歧风谷飞经走气撮要金针赋》，还记述了子午流注法以及治病八法。卷六论述了灸疗点穴、艾炷大小、壮数多少、避忌、治灸疮、忌食、保养等。

徐凤《针灸大全·金针赋》首次述及"烧山火""透天凉"两种针灸之法："烧山火的手法就是，把针扎到皮下以后，进三，一、二、三，退一，然后再一、二、三，进三，然后再进三，再退一，反复操作，这样的话，病人的效应就是热的。""透天凉"的手法"和烧山火相反,是退三进一,先把针扎到深肌层,然后提一、提二、提三,然后迅速地又按压下去,退一、退二、退三,迅速地再按压下去,这样反复操作,这就有清热、泄火的作用,敏感的人就有一种凉的感觉"。描述十分清晰,具有很强的实际操作指导性。

3. 针灸传奇黄石屏

黄灿(1850—1917),号石屏,祖籍清江(今江西樟树)。清末民初著名的针灸医师,有"神针"之誉。黄石屏生性恬淡豪爽,厌于官场迎送,乐意以金针济人。任淮阳富安盐务之职时,常常用针灸方便百姓,后来干脆弃官行医,在上海、扬州、南通一带以"江右金针黄石屏"挂牌治病。黄石屏针法高超,对风劳、臌膈、耳聋、霍乱、痹症、癫症、调经、定胎、无嗣或绝育等无不应手奏效。

黄石屏著有《针灸诠述》《黄氏金针》。黄石屏针法特点有三:其一,精少林拳术、内外气功;其二,纯用金针;其三,可针不可针,可灸不可灸,要反复审查。

民国初年,袁世凯患偏头风,多方治疗无效。由张謇引荐,黄石屏抵京,为袁世凯治疗,不日见愈。袁世凯酬银圆两万,并题"一指回春"匾相赠。福州侯官谢叔元身患末疾五年,"全身牵掣,动转为难",历经中外名医诊治,

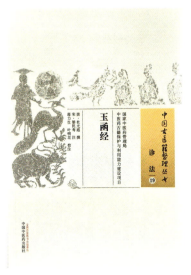

《玉函经》书影

均不见效。后就诊于黄石屏。黄石屏连针三次后，谢氏背渐直、立渐稳、行渐易、坐卧渐安，几于健康。谢叔元谢酬金四万元，并撰《黄石屏先生医德序》广为印发。后为英人李那路、德人黛利丝、意人雷罗生、法人毗亚那诸人治下肢瘫痪、赘疣、痿弊，切脉辨穴，均以"金针起痼"，轰动西欧。黄石屏还曾因治愈慈禧太后的腰病和清末状元、著名实业家张謇的腿疾而声誉远播。黄石屏不仅医术高明，而且医德高尚，不逢迎权势。袁世凯称帝时约为"御医"，督军齐燮元、卢永祥等拟聘为医官，黄石屏均托辞未受。有一位德国医生登门求教，并许重金相酬。黄石屏当即谢绝："我之针法，虽非不传之秘，但决不为牟利而轻易传人。"当时，《申报》等多登载有关其医术医德的文章。

八、教育普及

江西的中医药文化的不断发展与历代医家十分重视医学的教育和传承有很大关系。席弘、李梴、龚廷贤、朱权、陈会、喻嘉言等医家都在医学教育方面卓有建树,他们通过家传、师承、医学堂等各种途径培养医学人才,并倡导医学全科教育。他们撰著的医学教材多既通俗易懂、深入浅出,又析理透彻、发人深省。

中医药文化博大精深,"上极天文,下穷地纪,中悉人事",涉及自然、社会、环境、生物、心理等多学科知识。这些医学大家不仅有着高超的医术,更有着深厚的文学以及道德修养,他们大多由儒入医,学养深厚,在培育人才时强调培育以仁为核心的传统观念。其中代表人物主要有李梴、蔡宗玉以及翁藻,他们一生致力于医学研究,并在医学传播上做出了许多的贡献。

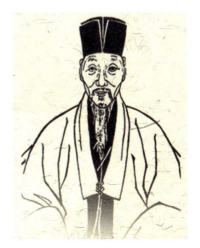

李梴画像

1. 入门引路李建斋

李梴,字建斋(一作楗斋),江西南丰人,明代名医,与陈自明、崔嘉彦、严用和、危亦林、龚廷贤、龚居中、喻昌、黄宫绣、谢星焕并列为江西历史上十大名医。李梴以儒兼医,所著《医学入门》,寓医理于诗词歌赋之中,歌诀纲目清晰,阐释广采博收,便于记忆和学习。因此,《医学入门》屡经翻刻,流传甚广,诸多学术主张对后世医家产生了深刻的影响,被认为是学习中医的最佳读本之一。

李梴少习儒,聪明过人,但他并不慕荣利,青年时期因病学医,博览群书,勤于临床,医声斐然。常以儒理释医理,尝谓:"学者不深入易,则于死生之故不达,利济人物,终无把握。"晚年因感初学者苦无门径可寻,乃收集医书数十种,"论其要,括其词,发其隐而类编之",经四年之久，著成《医学入门》。

全书共8卷，内容包括中医史、医学哲学、经络、脏腑、诊断、针灸、本草、方剂、临证各科疾病的病因病机和证治，以及医德方面的论述等。《医学入门》是以《医经小学》为主要蓝本，并加以充实、编纂，以歌赋的形式写作而成。

全书为方便初学者学习，每篇后附加歌赋，并以注文配合歌赋的形式加以阐释，内容丰富，既述各家之长，又附以个人见解。由于该书形式新颖，文字朗朗上口，易于理解记忆，注文阐释全面，故成为具有较大影响的医学入门书籍，受到国内外医家的高度重视和赞扬。

李梴将养生之道归于平易，强调保养之道存乎心，饮食起居须有节。其重视脏腑理论，对脏腑属性、"五脏穿凿"之说等深有体会，提出五脏互涵、邪自互入的观点，总结脏腑证治规律；临床重视脉诊，崇尚上古诊法，专立妇人脉法；提倡针道之说，总结子午八法和神针大要；无论外感、内伤，均全面把握；基于临床实践总结杂病诊治提纲；在本草学方面，参考张元素之学，突出药性，强调配伍，类分本草等，均颇具特色。在癥积病症方面的理论阐释和临床实践上，李梴提出了大外感、"虚损生积"大内伤、大情致以及医误成积的致病观。在病机的阐释上继承前人理论，进一步提出癥积早期多为阳虚寒凝，中晚期多为阴虚燥热结实的病机演化观，主张在调补脾胃、顾护阴精基础上，辨证寒热虚实之机,从血瘀、气结、痰凝三端论治。方药上倡导大七气汤、退黄丸、阿魏撞气丸、通玄二八丹、消块丸、增损五积丸、纂积丹等。

2. 医学汇参蔡宗玉

蔡宗玉,江西省遂川县于田镇塘背人,生于清乾隆三年(1738)。幼时天资聪颖,博览群书,恩授贡生。由于科考失意,便随祖父、父亲学医,深得真传,且潜心钻研。他医道严谨,通众家之长,融会贯通,终于成为医术高明、造诣精深的一代名医。

蔡宗玉选方择药独具见地,治疗病人均见奇效,时称"妙手"。

蔡宗玉重视中医基础理论,对《黄帝内经》《伤寒论》认真研究,精审细核,撰成《医书汇参辑成》。该书对病症论述,均先录《黄帝内经》《伤寒论》的论述,再采录名家精当切要之说,极具参考价值。

临床上蔡宗玉对每一个病症均是先列总论,次列脉象,再列本证,按辨证分症,逐

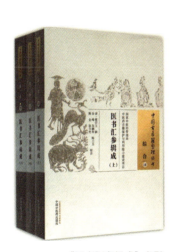

《医书汇参辑成》书影

条引列诸家名论，详明外感内伤之因、寒热虚实之异。一证之中出现兼证者，则于兼证条内查其寒热虚实，于共主方中择药加减之。选用方药时均注明方意及药物的炮制、用量、剂型，用药灵活；在遵经方的基础上，又采用一些民间有效的单方秘方。既提出治疗用药，又提出预防的药物。

《医书汇参辑成》内容十分丰富。一、二两卷为《内经类要》，系以汪讱庵《素灵类纂约注》录其要义分为二卷，并选录马元台、王启元、吴鹤皋及汪讱庵四家的注释。三至六卷为伤寒部分，是以柯韵伯《伤寒来苏集》节解而句释之。七卷以温病、温疫为主要内容，采集吴又可和喻嘉言等人的理论参合自己的临床经验进行论述。八至二十卷是杂病部分，主要论述内科杂病，兼及目、耳、鼻、口、唇、牙、咽喉、发等头面部疾患。二十一、二十二卷是妇科，以陈自明《妇人大全良方》为主。二十三卷是幼科，以宋钱乙《小儿药证直诀》为主。二十四卷为诸血、二便等。

该书广泛收集清代以前历代医学大家之说，堪称中医学百科全书。此书特点：一是分类编写排列有序，浅显易懂，检索方便，实用性强；二是尊崇经典著作，汇众家之所长，洋洋大观，精深广博。这部书所引的典籍，有不少是以前汇辑类医书所未触及的，他在书中阐述的许多观点更是发前人所未发。

3. 医钞类编翁稼江

翁藻,字稼江,江西武宁人,生卒年代待考,清代医家,著有《医钞类编》。

《医钞类编》对于初学者来讲是一部很好的入门书籍。该书在中国医学史上虽然没有《医学入门》之类综合性的医学书籍出名,但能够深入浅出,旁征博引,吸取《黄帝内经》《伤寒论》等中医传统经典之要,又能够吸收李东垣、朱丹溪、李士材、喻嘉言等名医之观点,参诸《医宗金鉴》之精华,成为一本很有参考价值的中医学"教科书"和中医文献参校本。该书在开篇收录了像《医宗金鉴》等众多以歌诀阐发医学的书籍内容,提倡以歌诀的方式帮助初学者熟记和理解医理。该书在转引原书文论时,据己学所得,依类秩文,并编为歌赋,行文流畅,便于记诵,方便初学。

该书卷一至卷二以运气、要诀、经穴图考、奇经八脉为首,其"运气要诀"收录《医宗金鉴》有关运气的24首歌诀。又通过列出18幅运气图表的方式阐述运气学说大纲

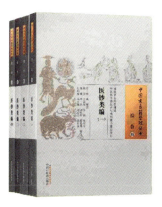

《医钞类编》书影

要旨。"经穴图考"以图解的形式介绍全身骨度名称、脏腑、经络、腧穴。"奇经八脉"介绍了奇经八脉的遁形分布、八脉交会穴主治等内容。尤其值得注意的是在卷二下医诗中选取了武宁当地医生张闫榻的《古今医诗》350首。翁藻评价该书"缩尺为寸,删繁就简,规为七字,行以韵语,便于诵记"。

　　该书还收录了很多非药物的治疗方法。例如治疗"肝叶倒转","必须将其人倒悬之,一人执木棍,擘(劈)头打去,不必十分用力,然不可先与之言,使激动其怒气,肝叶开张而后击之,彼必婉转相避者,数次则肝叶自顺矣"。又如治疗呃逆不止,"用火酒一杯,新汲水一杯,和匀服,甚妙"。这些方法载于该书二十卷并二十二卷外科后。二十卷末还附有《勿药元诠》,阐述了治未病思想。

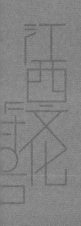

第三章

流派峥嵘

LIUPAI
ZHENGRONG

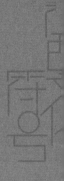

江西医学发展史上存在明显的地域性医学群体现象。所谓地域，既可以是行政区划的范围，也可能是江河流域的范围，而且往往有一个中心地域，辐射涵盖周边的地区。

江西的地域性医学群体主要有盱江医学和庐陵医学。前者以盱江流域为标志，以临川文化为依托；后者以古代庐陵郡治辖地为统称，以庐陵文化为依托。两者均历史悠久，传承不衰，名医辈出，名著迭现，各自有着鲜明的学术特色和不同凡响的医学贡献。

历史上，盱江医学和庐陵医学交相辉映、争芳斗艳，共同促进了江西医学的繁荣发展。

一、旴江医学

旴江医学，分布于江西省旴江（今名抚河）流域，古往今来，名医辈出，医著宏富，医学繁盛，形成了一支绚丽夺目的地方医学群体，与新安医学、孟河医学、岭南医学并称为我国四大地方医学流派，成为江西医学昌盛的标志。旴江医学在中国医学史上占有重要地位，对我国中医学发展以及对日本、朝鲜等国医学发展均产生了深远的影响。

1. 旴江医学的主要特色

（1）名医众多

"旴江医学"人物众多，群星璀璨。据医学史书和地方志记载，自西汉迄民国，旴江流域各县市可考的医学人物达1006人。江西历史十大名医中，陈自明、危亦林、龚

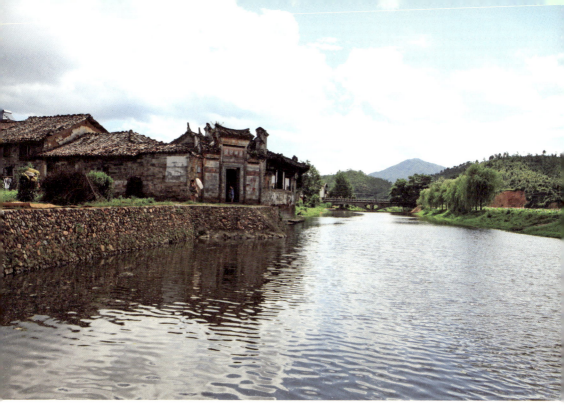

旴江源头

廷贤、龚居中、李梴、喻嘉言、黄宫绣、谢星焕等8人均为旴江流域的医家，他们的学术思想和治疗经验对后世中医药的发展均产生了重要的影响。在被针灸史界公认的全国历代62家针灸学派中，旴江医家占其8家，葛洪、席弘、龚居中、龚廷贤、李梴、万全、黄石屏等是其中杰出的代表。现代，旴江流域名医更是层出不穷，涌现了如姚国美、张佩宜、江镜清、谢双湖、谢佩玉、江公铁、鲁之俊、李如里、许寿仁、杨志一、姚荷生、万友生、张海峰、傅再希、李元馨、姚奇蔚、杨卓寅、徐少廷、陈瑞春等医学名家。

（2）临床精湛

旴江医家还精于临证各科，在内、外、妇、儿、针灸、骨伤、中药、养生等方面多有建树。以临证而言，喻嘉言著有《医门法律》《寓意草》，前者阐述辨证论治基本法则，后者详细记录疑难医案60例。在针灸学上，盱江更是名家辈出，席弘、陈会、刘谨、黄石屏、陈自明、危亦林、龚廷贤等。席弘家传针灸十二代，所著《席弘赋》流传甚广，是我国医学史上影响深远的家族针灸学派。在方书成就上，盱江医家著述丰富，有危亦林的《世医得效方》，陈自明的《妇人大全良方》，龚廷贤的《种杏仙方》《鲁府禁方》，萨谦斋的《瑞竹堂经验方》，等等。

（3）医德高尚

盱江医家德艺双馨，不仅在专科临证、针灸、方书、养生、制药业等方面建树斐然，且医德高尚，多有大医精诚之仁风，有勇于推陈出新、大胆创新的探索精神。医为仁术，历代盱江医家在其著作中有大量关于医德的论述。龚廷贤在《万病回春》中设"医家十要"与"病家十要"，论述了医生的医德和医患关系，要求医家"当存仁心，博施济众，贫富悬殊，施药无二"。

创新驱动着盱江医学不断向前发展，盱江医家在精研经典和博览医书的基础上，立足于临床实践，不断丰富盱江医学的中医学理论体系和诊疗体系。喻嘉言首创"逆流挽舟法"，开辟了治疗外邪内陷所致痢疾的新途径。陈自明提出"治风先治血，血行风自灭"的著名学术新论点。危亦林是世界上第一个采用悬吊复位法治疗脊柱骨折及用架梯复位法整复肩关节脱位的医家。

（4）著作宏富

盱江流域的许多杰出医学人物，不仅在临证治疗方面有丰富的经验，而且在医学理论上有高深的造诣，他们文学素养深厚，学识渊博，深究医理，通晓各家，博采众长，推陈出新，著书立说，流传后世。

据不完全统计，现存的或有史料可考的盱江医学著作多达695种。在卷帙浩繁的医著中，上至对《黄帝内经》《难经》《伤寒论》《金匮》《神农本草经》等经典著作的研究，下及内、外、妇、儿、骨伤及五官等临床各科的论述，不胜枚举。不少著作流传海外，对当地的医药学发展产生了深远的影响。如被誉为"医林状元"的龚廷贤，一生著有《济世全书》《寿世保元》《万病回春》《小儿推拿秘旨》《药性歌括四百味》《药性歌》《种杏仙方》《鲁府禁方》《医学入门万病衡要》《复明眼方外科神验全书》《云林神彀》《痘疹辨疑全幼录》《秘授眼科百效全书》《云林医圣普渡慈航》《本草炮制药性赋定衡》《诊断治要》《救急神方》《神彀金丹》《杏苑生春》等著作18余种，其著述之丰在我国医学史上罕见。其所著《万病回春》一书，于17世纪中叶传入日本，在日本刊行多版，成为汉方成药制剂的主要处方来源之一，对日本中医学的发展产生了极为深远的影响。

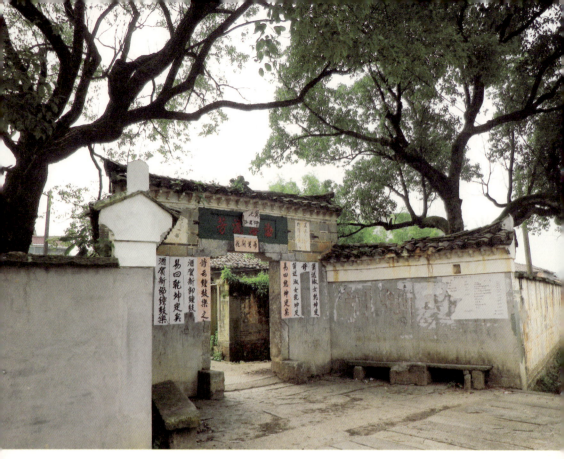

龚廷贤故里

2. 盱江医学的主要成就

（1）临床专科成就斐然

妇产科成就是盱江医学最重要的成就之一。据史料考证，盱江名医中有擅长妇科者96位，传世妇科专著19部。其中对中医妇产科做出最突出贡献的医家当首推南宋临川医家陈自明，他的著作《妇人大全良方》是我国现存第一部系统阐释妇产科理论的专著。现存的妇产科专著还有龚居中的《女科百效全书》、万全的《万氏女科》、龚定国的《内府秘传经验女科》、曾鼎的《妇科指归》、舒诏的《女科要诀》、刘式宋的《妇科生化新编》、傅常的《产乳备要》等。其他一些盱江医家的著作如《寿世保元》《万病回春》

《寿世仙丹》《医学入门》《世医得效方》《医学六要》《简易方论》等，亦有丰富的妇产科学内容，这些都对中医妇产科学的发展产生了重要影响。现代盱江流域也产生了一批妇科名家，如刘文江、李元芳、潘佛岩、沈波涵、黄国祥、姜瑛、万伯贤、包博如等，他们在妇科疾病治疗方面积累了丰富的临床经验，提出过许多独特的学术见解。

骨科方面成就亦十分丰硕。元代危亦林的《世医得效方》、明代龚信的《古今医鉴》、明代龚廷贤的《万病回春》《寿世保元》等，给后世留下了一份极为宝贵的骨伤科遗产。五代业医世家、南丰骨伤科专家危亦林所编纂的《世医得效方》为其中杰出代表。《世医得效方》记载了大量骨伤疾病的治疗经验和经方秘方，对中国及世界骨伤学科发展产生了重要的影响。

外科学成就亦非常多，单以专著而言，有陈自明的《外科精要》、龚居中的《外科活人定本》《外科百效全书》、龚廷贤的《复明眼方外科神验全书》、万全的《万氏秘传外科心法》、邹岳的《外科真诠》等，其他的医著中也多有外科论述。盱江医家对中医外科学理论和技术的成熟完善做出了一定贡献。《外科精要》是现存最早的以"外科"命名的专著，《世医得效方》在外科和骨伤科方面的成就对中医外科产生了一定的影响，《外科真诠》则是外科全生派的代表著作之一。

针灸是盱江医学的重要组成部分。自宋代开始,盱江流域涌现了一批蜚声医林的针灸学家,形成了以席弘为代表的江西针灸流派。全国高等中医院校教材《针灸各家学说》所记述的全国历代62家针灸流派代表人物中,葛洪、席弘、龚居中、龚廷贤、李梴、万全、黄石屏、鲁之俊等人均为盱江流域的医家。盱江针灸学术思想博大精深,是我国针灸学史上不可或缺的重要组成部分。

盱江喉科流派是盱江医学中颇具特色的一支临床专科流派。溯源寻流,盱江喉科源于汉晋,兴于宋元,盛于明清,衰于民国,传衍不息,传衍模式多而灵活,或以家传,或以师承,或私淑先贤。盱江医家擅喉科97人,医门30门。明清时期,盱江喉科进入繁盛时期,有医家68人、医门22门,出现了最早的喉科专著《咽喉说》。盱江喉科以南城清江为发祥地,以临川为传衍中心,以印刷名邑金溪为学术传播中心,政治重地南昌为传承聚集中心。盱江喉科走过近两千年时光,传衍不息,学术繁荣,对我国喉科的发展做出了重要的贡献。

(2)盱江药业享誉天下

"药以医而灵,医以药而显。"精良的中药材是临床医生获取疗效的必要条件。自古以来,盱江流域药业发达,享誉天下。位于盱江上游的南城和盱江下游的樟树是全国十三大药帮建昌帮和樟树帮的发祥地。两大药帮的炮制加工技术自成体系，各具特色，皆为全国中药炮制的主要流派，两者合称则为"江西药帮"。民间有"药不过樟树不灵，药不过建昌不行"之赞誉。兴旺发达的中药制药业为旴江医学的发展与繁荣做出了重大的贡献。

建昌帮有着悠久的历史，流传范围广泛，其加工炮制的中药饮片曾远销海内外，如福建、香港、澳门、台湾及东南亚、欧洲等地。"建昌帮"药业以传统中药饮片加工和集散经营而声名远扬，其炮制的中药饮片具有明显的地方特色。

樟树帮中药炮制业具有悠久的历史，距今已有1800年。三国时期，在樟树镇街头就可见药商摆摊贩卖药材，悬壶施诊。唐代辟有药墟，宋代形成药市，明有药码头之称，清为南北川广药材总汇之所。

建昌帮、樟树帮历史悠久，药材贸易兴旺，品种齐全，炮制技术精湛，饮片品质优良，为旴江流域的医家提供了质量上乘的药材，为临床疗效的提高创造了良好的基础条件。总之，旴江流域昌盛的中药业为旴江医家的成才创造了得天独厚的物质条件，而发达的旴江医学又促使建昌、樟树药业不断进步和发展，医药相济，相得益彰，成就了旴江流域光彩夺目、经久不衰的中医药事业。

（3）重视养生经验丰富

旴江医学中蕴含着大量丰富的养生保健内容。旴江医家历来重视摄生，精研养生之道，崇尚未病先防的医家层出不穷。据现有资料统计，旴江历代医家中有生卒可考者182人，其中70—79岁者64人，80—89岁者37人。龚廷贤知行合一，享寿97岁，为践行中医养生之典范。旴江医籍中不仅有朱权的《活人心法》、龚廷贤的《寿世保元》、万全的《养生四要》、龚居中的《福寿丹书》、徐文弼的《寿世传真》等养生专著，而且在综合性医籍中也载有大量关于养生保健的内容，共同构建了以养心为先、惜精保元、脾胃为本、食而有节、起居有常、术数益寿、药食延年、针灸保健、小儿养育、老人颐养、妇人调养等为重要内容的为养生保健知识体系。这些历久弥新的养生理论、方法和经验，仍值得当今学习和借鉴。

3. 旴江医学的深远影响

旴江医学历史悠久，博大精深，堪与新安医学、孟河医学、岭南医学媲美。旴江历代医家致力于中医理论的创新和医疗技术的发明，在中医基础理论、中药方剂及内科、外科、妇科、儿科、骨科、喉科、针灸、养生等领域取得了杰出的学术成就。陈自明的《妇人大全良方》乃中医妇

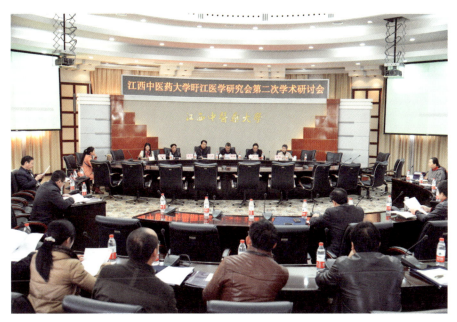

盱江医学研讨会

科奠基之作,席弘学派乃是中国源远流长的针灸流派,危亦林是引领世界的正骨学家,其著《世医得效方》乃中国第一部正骨学专著,范淑清、危亦林乃是中国喉科的专业先驱;其他诸如喻嘉言之秋燥论、李梴之医学教育、龚居中之《红炉点雪》等,对后世中医学发展均产生了重要影响,在中国医学史和世界医学史上写下了光辉灿烂的篇章。

　　盱江医学不仅在国内影响深远,其中有些医家还具有重大国际性影响,为中外医学交流做出了贡献。盱江医学著作流传国外之多,影响之广,引用、翻刻次数之频繁,在全国独占鳌头。由于航海术的进步,中国医学书籍出版后,很快通过浙江、福建等沿海地区直接海运至日本,或从陆路经对马海峡输入日本,在日本得到广泛传播。日本医家来华学习亦较频繁,如日本名医吉田宗桂两次入明学医,其子吉田宗恂编写的《万病回春钞》对原著中重要术语予以注释,对《万病回春》在日本流传起到了很大的促进作用。盱江名医危亦林、李梴、龚廷贤等人的著作在日本、朝鲜、越南等国均有翻刻,有的多达数十版,对日本汉方医学和朝鲜、越南医学的形成发展产生了一定影响。

盱江医学是前人留下的一座医药宝库,是我国地方医学中一朵绚丽夺目的奇葩。全面挖掘整理盱江医家的临床经验,系统总结盱江医学的学术思想,继承弘扬盱江医学的特色和优势,对推动中医药事业发展,造福人类健康事业具有十分重要的意义。

二、庐陵医学

庐陵医学是指以庐陵古治所为核心,辐射涵盖现今吉安市行政区划的地域性医学群体。庐陵医学的分布地域包括现今吉安市的吉州区、青原区、吉安县、吉水县、峡江县、新干县、永丰县、泰和县、遂川县、万安县、安福县、永新县、井冈山市。此外,还包括今已析出的莲花县、清江县(现樟树市)。在这片神奇的土地上孕育发展起来的庐陵医学,不仅是绚丽多彩的庐陵文化的重要组成部分,也是江西医学史上可以同旴江医学媲美的地域医学流派。庐陵医学深受庐陵文化的影响,有着自身突出的发展特点、鲜明的文化特征和卓越的成就贡献。

1. 庐陵医学的历史特点

一是形成时间早，延续时间长。庐陵医学群体的形成有个很长的早期阶段，但到底起于何时，由于史料的缺乏，难究其详，但至迟在唐代，已经出现一些很有影响的医家，如乐善好施的道医萧灵护，其行医踪迹远涉湖南、广东、广西等地。到了宋代，卓有名望的医家不断涌现。北起新干南到龙泉（今遂川），东经永丰西至安福，吉州全境各县都有名医载入史志，标志着庐陵医学进入了一个兴盛的发展时期。历经明清两代，庐陵医学始终处于长盛不衰的状况，且延续至今。

二是名医众多，著作宏富。历史上，庐陵医家众多，名医辈出，而且大多有著述传世。据初步调查，至清末民初，有姓名可考的庐陵医家有500多人，著述200多种。仅以宋元为例，据统计江西医家有145人，有著述75种，其中庐陵医家就有50多人，占了三分之一，著作45种，占了60%。由此可以看出宋元时期庐陵医学的发达。庐陵众多医家中，尤以宋代的刘元宾、李迅，元代的王东野、赵宜真、杜本、旷处良，明代的彭用光、聂尚恒、聂杏园、赵铨，清代的蔡宗玉、唐容川、黄石屏、龙学泰等人最为著名。如北宋时期的刘元宾，以儒通医，医术高明，一生著述甚丰，如方书《神巧万全方》，针灸专著《洞天针灸经》，脉学著作《注解叔和脉诀》《诊脉须知》《脉书训解》《脉赋》《脉要秘括》，伤寒著作《伤寒论注解》《伤寒辨类括要》《伤寒括要》等，计有十多种，是宋代江西著述最为丰富的医家，也是中国医学史上第一个注解《伤寒论》、《王叔和脉诀》以及江西第一个撰写针灸学专著的医家。其他如王东野、聂尚恒、彭用光、赵铨、旷处良等医家，每人都有多种著述传世。

　　三是临床各科蓬勃发展，世医之家层出不穷。随着中医临床分科的细化，庐陵医学从宋代开始，临床各科都呈现出独立发展的趋向，并形成现代意义上的临床科别，如内、外、妇、儿、骨伤、针灸等。仅在宋代，内科的萧世基、王朝弼，外科的李迅、杨清叟，妇科的汤执中、金吉甫，儿科的刘惠卿、邓仲霄，骨伤的范接骨，针灸的刘元宾、项国秀等，都是载入史册的名医。此外，还有法医赵维城、王端礼等，说明宋代的医分九科在庐陵医学中均有体现。宋元以来，随着临床医学的蓬勃发展，由此形成的医学世家也在吉安各地相继出现，如受文天祥高度称赞的吉安名医王朝弼和其子王季浩、孙王庭举，三代均为名医。明代新干名医聂尚恒为儿科世家，清代龙泉蔡宗玉祖孙三代都为名医。其他如骨伤科、外科多是世代相传，少有例外。

2. 庐陵医学的文化特征

庐陵医学作为庐陵文化的重要组成部分，烙印着庐陵文化的精神灵魂，尤以科举影响、书院教化及节义传承最为突出，构成庐陵医学的基本文化特征。

在科举影响方面。自隋唐开科取士以来，吉安地区考取的进士人数都居全国州府之首，素有"三千进士冠华夏"之誉。重视科举考试，促使古代庐陵地域读书人数多，书院学堂多，状元进士多，宰相尚书多，文人学者多，忠臣义士多，形成了一个庞大的文化群体，带来了庐陵文化的全面兴盛，推动了各行各业的繁荣发展。庐陵医学更是受惠不少。这种影响，既有直接的，也有间接的。直接的方面，读书人多了，学医者的文化素质也就高了，加之许多科举功名之士或援儒入医，或亦儒亦医，甚至弃儒入医，使儒医成为医家的主体，如宋元时期庐陵50多个医家中，有40多人有科举入仕的经历，占总数的八成多。根据调查，庐陵医家中，道医的成分相对较少，而儒医的成分远远高出同时期的其他地域。间接的方面，许多文人学士、达官闻人都有和医家交往酬酢的情谊，或诗词赞颂，或序跋题赠，使得许多医家及其医著由于名人效应而传播四方，扩大了庐陵医家的影响。

在书院教化方面。唐代初期庐陵已形成办学之风，到了宋代，兴建的书院学馆达到300多所，占江西全省的四

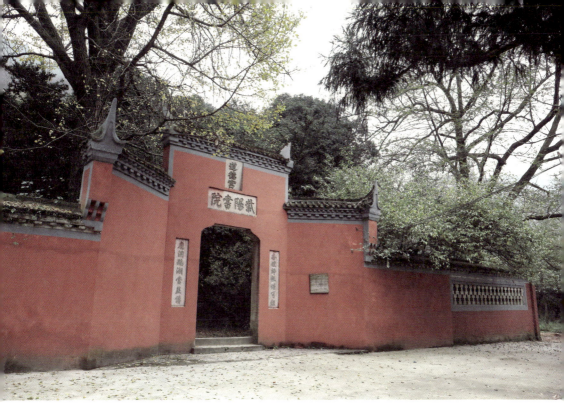

阁皂山紫阳书院

分之一以上。庐陵境内"序塾相望,弦诵相闻","人无贵贱,无不读书",以至于"三尺童子,稍知文章",读书人之多、文风之盛,是其他州府无法比的。读书人多了,学医的人也多了,文化水平高了,自然学习医学、掌握医学的能力也就强了,这是庐陵医学发达的最直接原因。

在节义传承方面。庐陵先贤中忠诚贞悫、慷慨激越、贤良方正、刚强坚毅、不屈不挠、鞠躬尽瘁、赴汤蹈火、视死如归的精神品格,激励着一代又一代吉安人,也极大地影响了庐陵医家的成长。许多医家生活在这种礼教节义浓烈的文化氛围中,自觉养成了以仁为本、精诚为医、志存救济、不畏险阻的大医情怀以及博极医源、精勤不倦、至意深心、审谛覃思的探索精神，不仅有卓越的技艺，更有高尚的医德。他们敢于创新，善于总结，为庐陵医学的发展做出了积极的贡献。

3. 庐陵医学的主要成就

庐陵医学的成就是全方位的。经过历代医家的不断实践探索，庐陵医学在医经理论阐释、诊断方法介绍、本草方书充实、临床各科发挥、养生保健实践等各个领域为江西医学的发展做出了积极的贡献。

在医学经典及中医药理论阐释方面。北宋安福刘元宾是我国医学史上全文注解张仲景《伤寒论》的第一人，所著《伤寒论注解》比金代成无己的《注解伤寒论》要早七八十年。刘氏的另一部伤寒著作《伤寒辨类括要》是现在所知第一次用歌诀体形式转译化裁张仲景的著作，对传播习诵张仲景之书提供了方便。元代吉安县谢缙孙的《难经说》、明代新干聂尚恒的《运气》以及清代新干洪金鼎的《内经释义》、遂川蔡宗玉的《六经伤寒辨证》都是中医经典的阐释性著作。此外，一些通论性著作，如明代新干聂尚恒的《医学汇函》、吉水李日宣的《敬修堂医源经旨》、吉安彭用光的《体仁汇编》、赵铨的《岐黄奥旨》、泰和郭礼陵的《医药》，清代遂川蔡宗玉的《医书汇参辑成》、永新龙学泰的《医学通典》等，都对中医理论的阐述发挥产生了积极的作用。

在诊病方法介绍方面。庐陵医家在脉诊和舌诊上颇有成就。北宋刘元宾除了第一家注解《王叔和脉诀》外，还有《诊脉须知》《脉书训解》《脉要秘括》《脉赋》等通俗性脉学著作。明代彭用光的《太素原始脉诀》是江西医学史上传播《太素脉诀》的力作，被收入《古今图书集成》。赵铨的《诸家医断》也是别开生面的诊法著作。舌诊则以清江医家杜本增编的《敖氏伤寒金镜录》最为著名，该书是中医舌诊的一部专门性著作。

在本草方书的充实丰富方面，庐陵医家也颇有建树。宋代吉水萧炳的《四声本草》《本草类略》，胡铨的《活国本草》，元代永新王东野的《本草纲目经疏》等，都不同程度地记录了古代吉安地区的药物资源及应用情况。方书的编纂是庐陵医家的共同兴趣，仅方志中明确标明医方的著作就多达23种，其中宋代6种、元代6种、明代7种、清代4种，著名的有宋代曾敏行的《应验方》、金吉甫的《女科医方》、彭因的《秘传良方》、王幼孙的《简便经验方》、李迅的《集验背疽方》，元代孙允贤的《医方集成》、赵宜真的《仙传外科集验方》、王东野的《王氏集验方》、

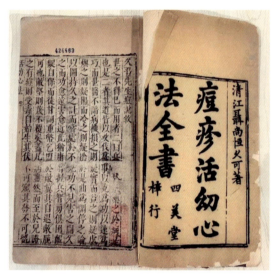

聂尚恒《痘疹活幼心法》

邹元标的《仁文书院集验方》，明代彭用光的《医方选要》《试验要方》和钟本存的《仁存方论集》等，涉及临床各科的验方。

在临床各科的发挥方面，庐陵医学更是百花齐放，竞相争艳。内科的刘元宾、王东野、彭用光、赵铨、旷处良、蔡宗玉，不仅精于内科杂病的诊治，而且多有著述相传。外科李迅的《集验背疽方》先后被收入《永乐大典》和《四库全书》。妇科的汤执中、金吉甫曾任宋代医官，金氏还著有《女科医方》。儿科的聂尚恒尤以善治痘疹闻名四方，著有《痘疹慈航》《清江聂氏痘科》《痘疹活幼心法》《痘疹脐惊合刻》等多种痘科著作。此外，明代泰和的郭子章、清代安福的谢王琼也是当时著名的痘疹医生，均有著作传世。针灸有刘元宾的《洞天针灸经》、项国秀的《灸法》，骨伤科有赵宜真的《仙传外科集验方》。还有一个叫范接骨的民间医生，治疗骨折水平极高，宫廷御医张二大夫足腕骨折曾请其诊断，因而被洪迈写入《夷坚志》。此外，宋代还有两名庐陵籍的法医，一个叫赵维城，一个叫王端礼，各写了一部法医著作，赵氏著《洗冤录驳难》，王氏著《疑狱集》，文天祥曾为赵著写序，称其书对宋慈《洗冤集录》"有羽翼之功"。

在养生保健方面，庐陵医学更是独具特色。整体来讲，以道家养生为参稽，以儒家修身为辅助，以中医养生为主旨，呈现出儒道医三位一体的养生保健风格。陈致虚的《周易参同契分章注》《上阳子金丹大要》《悟真篇三注》以及伍守阳的《天仙正理》《仙佛合宗语录》《金丹要诀》《丹道九篇》，均推崇道家的丹道养生。陈、伍两人分别是元、明道家丹派的著名人物。罗洪先作为阳明理学的代表人物，以朱熹、王阳明的调息静坐为养生大法，终身修持，至死不懈，所著《万寿仙书》《仙传四十九方》导引书亦常结合调息静坐之道，问世以后，广为流传，影响很大。另一

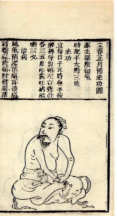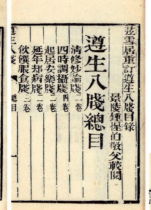

钟惺增补《遵生八笺》书影

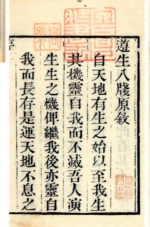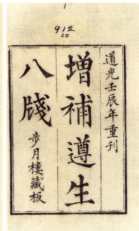

位永丰籍的明代养生大家钟惺，不仅增补高濂的《遵生八笺》，还自撰《灵秘丹药全书》，也是一位有着道家倾向的养生学者。但无论是道家还是儒家，其养生之法对中医养生只是一种参照，中医养生始终遵照中医的理论指导，遵循生命发展的规律，形成其自身的品格，即不尚玄虚，不落俗套，而以简便实用，有益身心为趋向，如清代黄文成的《养生合参》、梁序璇的《达生编》、刘翰藻的《达生遂生篇》就很好地体现了这种精神。

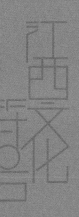

第四章 药都盛誉

YAODU
SHENGYU

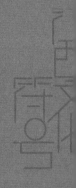

江西药物资源丰富,种植广泛,炮制讲究,聚散转运方便,以樟树、南城为重镇,辐射四方,故有药都之称。历史上形成的中药炮制两大技术流派,樟树药帮、建昌药帮,自成特色,各领风骚,饮誉至今,长盛不衰。

一、资源种植

江西自古以来就是"鱼米之乡",物产资源丰富,人文历史悠久,优越的自然地理环境和人文环境造就了江西自古以来就有栽培药材的传统,药材资源丰富多样,道地药材种植广泛。

1. 资源丰富

江西地处丘陵地带,盆地、谷地广布,属于亚热带温暖湿润季风气候,气候温暖湿润,雨量充沛,日照充足,无霜期长,四季分明,植被以常绿阔叶林为主,很适宜动植物生存繁衍。江西江湖众多,形成以鄱阳湖为中心的向心形水系,河流贯穿形成很多冲击平原,地势平广,土质肥沃,自然条件优越,物种资源丰富,是中国南方红壤分布面积较大的省区之一。

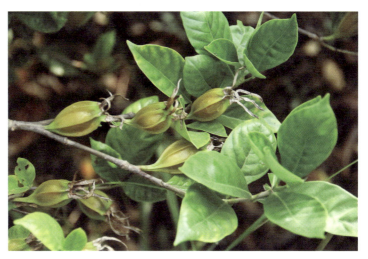

栀子

　　江西特殊的地理位置与自然环境造就了丰富的道地药材。第三次中药资源普查结果显示：全省共有中药材312科，2116种。其中，生产历史悠久、公认质量优良、有一定市场竞争力的道地药材，主要有江枳壳、江香薷、小红栀、泰和乌鸡、广昌白莲、信前胡、信石（砒霜）等；大宗药材品种有凤眼前仁（车前子）、蔓荆子、粉防己、山药、白术、泽泻、荆芥、薄荷、藁本、抚芎、覆盆子、蕲蛇、吴茱萸等；珍稀濒危药用动植物主要有杜仲、八角莲、庐山厚朴、半枫荷、沉水樟、黑节草、短萼黄连、三尖杉、七叶一枝花等。此外，还有一批具有较好临床疗效或保健作用的地方特色品种或习用品种，如草珊瑚、夏天无、山蜡梅、山香圆、牡荆、瓜子金、青钱柳、广东紫珠、杏香兔耳风、细梗香草、香花崖豆藤、毛冬青、天胡荽、蒙古

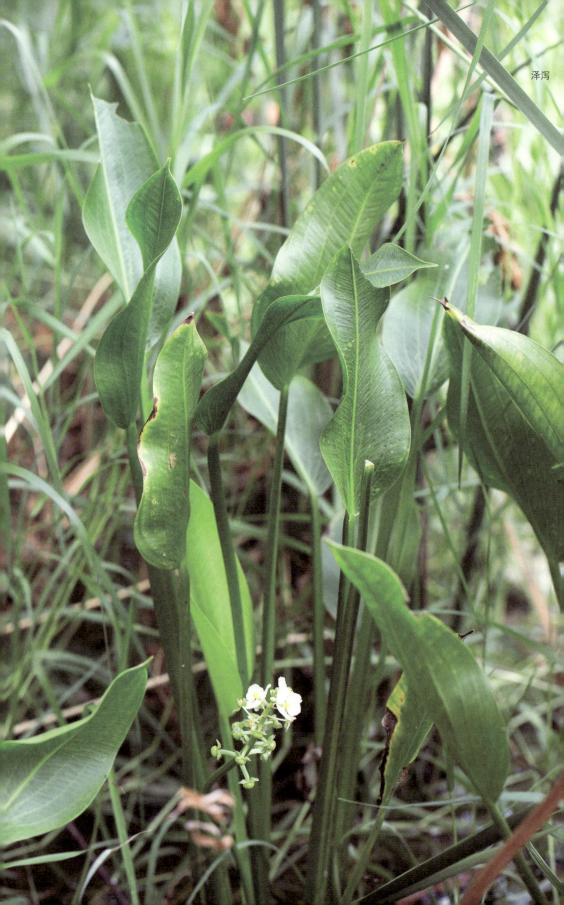

泽泻

苍耳、猴头菌、长尾粗叶木等。江西境内分布着三尖杉、天麻、杜仲、厚朴等国家重点保护的中药材品种及常用中药品种300余种，省内中药保护品种122个，仅次于吉林和广东两省，排名第三。江西的道地药材尤以车前子、栀子、覆盆子及枳壳和草珊瑚为首。这些道地药材品质优良，药效卓著，驰名中外。

樟树地形地势以湖泽平原为主，气候适宜，药材资源丰富。阁皂山盛产白术、佩兰、紫苏等200余种药材。据1985年普查，阁皂山有野生药用500余种，常用的有236种，采集样本216种，估计中草药总蕴藏量约10539担。明代以前，其常规栽培品种有30多种，主要品种为白芍，另外还有桑树、红花。清代，栽培品种扩大到50多种，主要有紫菀、白芷、菊花、葫芦巴等。明崇祯《清江县志》载药25种，其中动物药1种、植物药24种。

建昌的药材资源也十分丰富。府志中记载的主产外销药材就有几十种，清代《植物名实图考》收载的1714种植物中明确注明产地为建昌的就有62种，其中大都为药用植物，如大柴胡、见肿消、紫菀、天葵、山慈菇、姜黄、厚朴，等等。

2. 种植广泛

由于地理环境适宜，江西药材种植十分广泛。到了现代，中药种植已经成为广大山区农村的主要产业。

截至 2017 年，江西省中药材种植面积达 35.5 千公顷，占全国总面积的 1.64%。目前江西省种植的中药材品种共计 170 余种，其中九江、吉安、赣州等地中药材种植品种数量较多，如九江 62 种、吉安 69 种、赣州 66 种。在药材种植品种方面，江西黄栀子种植面积最大，达 20 万亩以上（主要分布在抚州、宜春、九江、吉安和新余等地）。种植面积万亩以上的品种有 10 余个，以金银花、陈皮、杜仲、车前子、泽泻、蔓荆子、枳壳、紫珠草、吴茱萸、水半夏、夏天无等为主。

以车前子为例，其作为江西主要道地药材之一，栽培历史长达 300 余年，产量占全国 70% 以上，主要分布在泰和县、吉安县、吉安市青原区、吉水县、新干县、樟树市、修水县等地，其中以泰和县和新干县为主要产区。江西产车前子粒大均匀，颜色黑白明

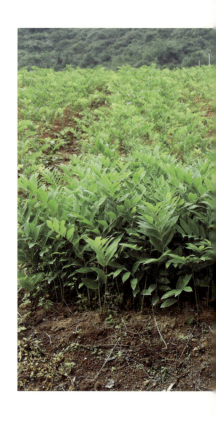

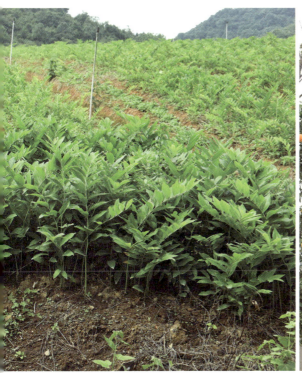
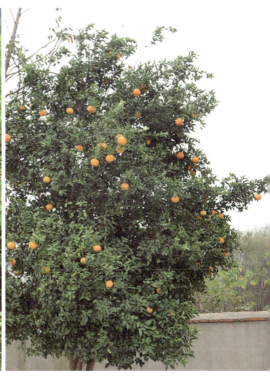

玉竹种植基地　　　　　　　　枳壳

显，品质上佳，产品远销日本、泰国、缅甸、新加坡等国家，年产量达4000吨左右。

江西历来重视培育和引种优良药材品种，如枳壳、陈皮、吴茱萸等。特别是枳壳，不仅品质优良，历史悠久，产量亦极大，在新干县至清江县（今樟树市）的袁河两岸广为栽培，古代诗人曾这样赞美这里的枳壳丛林："芳林不断清江曲，倒影入江江水绿。"现在这里产的枳壳、陈皮依旧是国内外市场上公认的优质药材。

二、聚散有方

江西地处我国东南部,东邻浙江省、福建省,南连广东省,西接湖南省,北毗湖北省、安徽省而共接长江。盱江流域地理位置更是十分优越。优越的地理位置和便利的交通条件为江西药帮——樟树帮、建昌帮贩卖与经营药材提供了极大的便利。在长期的药材经营中,樟树帮与建昌帮依靠精诚为本、唯真是求等经营理念,形成了其独特的药业经营模式。

1. 四方云集

江西自古以来水陆交通便利,赣江纵贯全省,各大支流入赣江而进鄱阳湖,汇入长江而直通天下。抚河贯穿江西东中部,沿河城镇星罗棋布,有建昌、抚州、南昌等历史文化名城,人口密集,因而经济文化发达,商贾往来,信息畅通。便利的水陆交通与发达的经济文化为盱江医药樟树帮、建昌帮两大药帮的发展壮大奠定了扎实的基础。

樟树处浙、皖、闽、粤、湘、鄂六省中枢，在历史上曾为我国南方水陆交通的要道，水运可上通两广，下达川汉、京津，洋广药材循北江的南雄，越大庾岭顺赣江而下，经樟树转运北上，关北、川汉药材亦经樟树集中，转销南方各地。

唐宋以后，南方经济文化日益繁荣，樟树的药业亦随之发展，逐渐成为我国南方药材的集散中心。到明代，川广药商，集于樟树。尤其是成化年间，赣江改道，樟树成了赣江与袁河的交汇处，其港口地位愈加突出，洋药也逐渐进入樟树的药材市场，樟树遂有"药码头"之美誉。

明末清初为樟树药业的全盛时期，当时樟树有中药店200余家，这些药店还在湘潭、汉口、重庆、九江、南京等大城市开设分店，樟树药业遍布天下，人员甚多，且多师徒相承，把药材经营的商业网伸展至全国各地，形成了全国药材行业中鼎鼎有名的"樟树帮"。樟树也由此成为"南北、川广药材之总汇"的药都。

古代，建昌处于赣闽交通要冲，经济繁荣。盱江和黎滩河是其天然屏障，两河依城而过，在府城东北四里处汇合，入赣江，汇长江，直通天下。明朝时，有两支朱元璋的后代曾先后封藩建昌，一是仁宗第六子朱瞻岗，荆宪王；

一是宪宗第六子朱祐槟，益端王。建昌是我国古代的政治、军事要地，加之自然资源丰富，当地的经济贸易兴盛，医药文化发达。

历史上，许多名人荟萃在这里，促进了当地文化的发展。南朝著名山水诗人谢灵运晚年曾在临川任内史。东晋大书法家王羲之于晋成帝咸康元年至六年（335—340），在临川任内史。唐代中期的大书法家颜真卿曾于公元768年至773年在临川任内史。南宋大诗人陆游于公元1179年在临川任职一年。他们对当地文化产生了深刻的影响。便利的交通条件及发达的文化也有利于医学的交流，外地名医常来传播经验，当地的医生亦去外地寻师访友，学习医技。如东晋著名道家、医药家葛洪曾在南城麻姑山、清江阁皂山、洪州西山（今南昌市新建县内）采药炼丹、治病授徒、著书立说。

晋代郑隐也曾隐居于南城麻姑山、新建西山修炼、炼丹、采药、治病，促进了当地医学的发展。当地的医生也外出学习，行医四方，如危亦林的高祖危云仙游学东京（河南开封），伯祖危子美从杭州田马骑学习正骨兼金镞科，伯父危熙载从福建汀州路程光明学习眼科。陈自明曾遍游东南各地，每到一处，即寻师访友。龚廷贤曾到河南许昌、北京等地行医。李梴行医于江西、福建两省。喻嘉言少年时与临川才子陈际泰、艾南英等交往密切，中晚年行医于江苏常熟等地,与江苏名流钱谦益友谊深厚。清代安徽新安喉科名医郑梅涧之父郑于丰,在南丰遇喉科名医黄明生,遂拜其为师,回故里后专业喉科。郑氏喉科流传至今已十二代。

盱江上游的建昌和下游的樟树是我国古代著名药材集散地,每年四月两帮药墟开市,药商云集。盱江因此吸引着全国四方药商纷聚于此,这些外地的药商逐渐形成帮派,在樟树、南城兴建会馆,如在樟树建有山西会馆、陕西会馆、安徽会馆等。人才荟萃,信息流畅,也直接促进了盱江流域的医学发展。

2. 八面流通

江西的樟树帮与建昌帮能够名扬天下,药材远销国内外,成为全国著名的药材集散中心,除了得天独厚的自然资源、优越的地理交通条件与人文底蕴,还与江西药帮独特的经营理念、特殊的经营管理模式及严密的帮规密切相关。

(1)理念明确

樟树帮的经营理念即:遵循帮规,吃苦耐劳;天人共鉴,医药相济;锐意开拓,精益求精;救死扶伤,乐善好施。

"遵循帮规,吃苦耐劳"。帮规是一种企业精神、企业文化的体现。严明的药业帮规是樟树帮药业成功的法宝之一。在樟树帮内部,无论先生、伙计、徒弟都不准赌博、嫖妓、偷盗、抽鸦片,不准挪用客款、挪售客货。学徒须做到三稳:身稳、手稳、足稳,即不嫖不赌、不偷不盗、不多嘴多舌。学徒工作繁重,除洗药、切药、收晒药之外,还需做大量家务,如上、下店门,以及挑水、扫地、磨刀、帮厨等,晚上还得打纸煤(备吸烟点火之用),去麦冬芯(用牙齿或工具抽去麦冬内心)。师父告诫学徒:"清晨早起要思量,爽快穿衣急下床,抹锅洗灶宜洁净,洗面装香敬药王。"要求学徒养成良好的执业习惯、吃苦耐劳的性格和高尚的职业情操。

"天人共鉴,医药相济"。樟树帮一直以"天人共鉴"自勉,不敢欺心误人,自己砸牌子,饮片配方决不以劣充优,以伪充真,所制膏、丹、丸、散都选料上乘,配料充足,货真价实。中药炮制提倡"制虽繁,不惜工",在药材、成药交易中按期交货,按期付款,体现"诚信"二字。在"樟树帮"的历史上,历来是医药一体、医药相济,有的是由药而通医,有的是由医而业药。"樟树帮"学徒除了要学习行规、诸般炮制方法外,还须背诵《药性赋》《汤头歌诀》等中医药理论知识。

"锐意开拓,精益求精"。樟树帮足迹遍及大江南北。他们在开辟医药市场以及钻研制药技术上,凭着顽强的毅力和坚定的信心，走到哪，就把传统药材炮制技术带到哪，而且在各地世代相传，扎根、开花、结果。现在湖南、四川、湖北等地的中药炮制技术，大都能看到樟树帮的身影。樟树帮炮制的精髓就是精益求精，"制虽繁，不惜工"，炮制工具、辅料、切制工艺、炮制工艺别具一格。比如炮制工具片刀、铡刀面小口薄，轻便锋利，被称为"樟刀"；其切制饮片有"白芍飞上天，木通不见边"的说法，刀工独特；炮制注重"逢子必炒""药香溢街""炒黄的药黄而不焦""火炮的药松泡酥脆""火煅之药酥而不坚"。

"救死扶伤，乐善好施"。樟树帮具有医药相济的特点，非常讲究医德药德，常于夏季高温时节免费供应解暑药，给过往行人及左邻右舍以很大方便。特别是樟树帮还富有光荣的革命传统，他们为红军送医送药，治病配药，筹款支援红军，不仅对祖国医药事业发展做出了较大贡献，而且为中国革命的成功立下了汗马功劳。

建昌药业经营理念以唯真是求为核心。建昌药业市场起于宋代，当时官府设立"建昌军惠民药局"，对药材市场进行管理。惠民药局推行《和剂局方》中的丸散膏丹，药物"唯真是求"，依法炮制；严格控制医药市场，"重抑药价"，打击私自增损剂量、以假冒真和"药不及真""急于牟利"的市利者，收到了"愈疾之效立见，人竞趋之"的效果，树立了建昌药业的职业道德标准。建昌帮承袭惠民药局优良传统,炮制饮片工艺讲究,工序繁复但绝不粗制滥造,彰现了建昌人诚信为本的经商之道,闪烁着建昌人独特的商业智慧光辉,至今仍发挥着巨大的影响力,吸引着各地中医药同行或中医爱好者前来交流学习。

（2）模式独特

樟树药行的经营管理模式十分独特,樟树药业全盛时有行、号、店、庄近200家,其中药行约50家,有"四十八家药材行,还有三家卖硫黄"之说。现在有名可考的有大源行、金义生行、隆泰行、福泰行、志祥和行、庆隆行、德春行、聂忆和行等。近代以咸宁药号、黄庆仁国药栈、长春药号享誉最高。并且樟树药材的经营方式在国内同行中别具一格,大致分四类：药行、字号、咀片店、庄。

第一类叫药行,特点是"一把算盘一把秤",资本不需太多,全靠为四方药商代购、代销、代运、代存,从中抽取佣金（手续费）维持。起初,各地包袱水客贩运药材到樟树寻觅主顾时,药材只是存放船舱中或者存放在临近码头的客栈里,由经纪人兜揽成交。后来,随着交往日繁,水客急需固定地点存放药材和相互交换行情,便出现了货栈,这种货栈逐渐演变成兼有牙行性质的药行。自清以来,有的药行老板开始兼营批发业务,甚至在外地设专庄或者寄庄收购药材。经营药行讲究周转速度,快买快卖,十分注意服务态度,"若要货上门,路上走得勤",就是说的服务态度要好。许多药行有长期的主顾，称为"老宾主"。

第二类叫字号，特点是深购远销，自行贩运，零趸批发。深购，就是深入产区采购药材，大多通过"庄"的形式驻地采购。有的还在产区包山种植自己所需要的紧俏药材，甚至设立加工场，直接加工成品，运回本号销售。远销，就是打入外地销售，有的地方把远销称为"下货生意"，喻之为"摇钱树"。字号的经营诀窍是"土药要饱，先生要老，徒弟要小，路子要调（读若挑）"，意思是道地药材要品种齐全，储备充足，足以垄断货源，控制行情；主要店员要老于世故，精通聚财之道，能驾驭药材市场规律；徒弟要年轻灵活，手脚勤快，善于领会主人意图，掌握技术快，上进心强；根据货源销路、行情，要灵活变通"抛"与"进"，甚至不断改变进货路线。

第三类叫咀片店，即饮片店，俗称药店。咀片店的经营方针是"精选、审用"，捡药要先审方，后核价。有所谓"三不捡"："处方不明不捡，份量不准不捡，药名不符不捡。"捡药完毕，司戥人必须一手指着处方，一手用"戥尾"指着药，一味一味复查，确认无误之后才包扎整齐，唱名交给病家。假如处方是归尾，捡成了当归，病家可以当面摘下店家招牌。特点是"前堂卖药，后堂加工"，行话叫"炮铡炒制，兼刀带柜"。樟树以咀片精良见称，制作技术和炮制人才大多出身咀片店。咀片店前堂为门市部，叫"前柜"，一般零售自制饮片和膏、胶、丹、丸、散、酒、露7种剂型成药。大咀片店经常有饮片七八百种，成药60余种；后堂则是加工作坊，称为"场"，专门为前柜制作饮片丸散和成药。小店则多半进行简单的切制加工，而不进行炮制。

第四类叫庄，相当于店号的派出机构。驻庄人员统称"主客"，自称"坐庄"。樟树的庄大多是外地药商派驻的，樟树药商在全国口岸要地和港澳地区几乎都设有庄。也有委托别家的庄客代为购买转运的，叫寄庄或代庄。庄的任务是购进道地药材，直接运送，减少中间周转，通报行情，有时还要及时转手销售。

与樟树帮相较，建昌药业的经营模式多以前店后坊（加工、炮制、制剂场所）的形式出现，分药店、药栈、药行，各有特点。药店是丸、散、膏、丹、蒸、刨、炒、炙样样行，零售为主；药栈有生、熟药栈，批发兼零售；药行经营销售量大，主要从事与外地药商的大批药材生意。各药店师傅要求学徒不仅学手艺，更要学严谨认真的制药作风，还要学待人接物，这是建昌药业的传统作风。府城内药店多，当地有俗语"只只大屋有吃药饭的人"。据吴文藻（其父为立行生药店的老板）回忆，"文化大革命"前，南城还有几十家药店：东街的立行生、豫盛源、福昌厚、长春生、藤春泰、豫发行、三元信、源吉昌、中发行；北街的立行生、豫盛源、福昌厚、尤盛福；南街的怡行生；西街的大中行、怡大行、公益永、建康等。现在南城街头依稀可见这些古药店的痕迹。

建昌药业的出资模式灵活多样,主要有独资、合资两种。独资者常是巨富之家,以自家资本独资经营。合资者是几人或几十人合股,聚集庞大资本联合经营。不少老板本身就是庄客,为采购到上等、道地、紧俏的药材,常年在药材集散地、原药地坐庄,如汉口、上海、广州、天津、重庆、香港、安国、禹县、江油等地。据传,在安国十三帮药市,建昌药商在鹿茸开盘第一天就整批几百或几千斤估价买下。外地药商称:"南城客,建昌帮,人参鹿茸用船装。"可见当时采购参茸之多。对其他药材,亦常通过当地牙人(即经纪人),预付银元,或以钱庄票证(汉口的汉票、上海的申票)抵押,包山订购整座药山的药材。在北方采购上等黄芪,常要在产地等到最佳出土时间才挖出来,以确保药材质量。

(3)帮规严密

建昌帮、樟树帮还以其严密的帮规闻名业内。如建昌帮,栈、行、店内,上有老板东家,下聘账房先生、庄客、师傅徒弟一至六桌(每桌八人)。庄客人数视东家资本大小而定,师傅分柜台组和制炒组。柜台组师傅分头柜、二柜、三柜。头柜多是忠实可靠之人,主持柜组业务,具体负责管牌(进出药材或饮片的账目)、卖手(接洽、议价、划价）。二柜负责计价、调剂。三柜为柜组帮衬，参加调剂及柜台临时小炒等。制炒组师傅分头刀、二刀、三刀，头刀技术全面，以加工特色饮片（煨附子、槟榔、姜半夏、玄胡、郁金等）为主。二刀主管次一等饮片的炮制，监督做货（药材分档）、拣药（去杂净选）、拆整卖零。三刀专门切草类药材，直接参加做货、拣药等粗活，监督保管、称药、包装。学徒或普通药工，根据工龄、能力，亦有头杂、二杂、三杂之分，负责保管、称药、包装，为老板师傅打杂。大的栈、行、店可一职数人，小店则一人数职，分工不细。

　　建昌帮帮规戒律虽不见记载，但数百年来自成规矩。如，带徒只带南城籍（中华人民共和国成立后废止），如有违背，立受排挤，落到"买不到药卖不出药"的困境，直到破产或倒闭。在外遇到落难或无业同乡，店号均有招待三天吃住、给工作或介绍工作的规矩，离店时还给些盘缠（路费）。师带徒一律口传心授，无本本相传，以防泄密。一些有特色的饮片的炮制（如煨附子等）被视为帮内绝技，一般不外传，只是在中华人民共和国成立后才逐步公开。各类人员按等级分工，职责明确，不得随便越级干活，连栈、店内各级人员座椅的摆放、用膳座位次序都有规定，不得随便乱搬乱坐。各店徒工不得互相串门，见面也不得泄漏技术和经济秘密。每年正月初三谢年时，老板请酒，总结上年度工作，布置新的一年业务，会用排座次的方法表示人员的去留，被排上座的即是新的一年要解雇的。学徒有"三年徒弟，一年帮做"的规矩，出师后带薪留店工作一年之后去留听便。这些帮规戒律，在一定程度上阻碍了药业的扩大和药技的交流，但又使建昌帮保留了浓厚的南方药帮特色，并在流传地域内一直处于垄断地位。

（4）行销天下

樟树帮、建昌帮与外地药帮的交易也很多。盱江自古就是与外地商品流通的主要运输渠道，在明洪武年间建昌便建有"江递运所""江驿"，而明成化年间樟树亦有"药码头"之誉。樟树帮及建昌帮凭借便利的水陆交通优势、独特的经营理念及经营模式与江西其他地方以及福建、广东、香港、台湾乃至东南亚一些国家有较多商业往来。对外药材经营主要是通过书信、口讯、面议的方式进行。每年庙会期，各地的药商汇聚于建昌及樟树进行药材买卖，经盱江再销往其他地方。

建昌对外药材交易量颇大。据吴官辉（其父亲是豫兴行的老板）所见，当年建昌买卖鹿茸如同木柴。《江西贸易》创刊号文章《赣省外销特产》中记载："药材江西产，极为丰富，每年输出都为巨，其中可外销居多者山药、泽泻、白芷、茵陈、车前等。"1938年的《江西贸易概况》记载："药材，本省输出甚多，如山药、泽泻、白芷、茵陈、车前仁、荆芥穗、黄栀子、枳实、使君子、姜黄、前胡、粉葛、萍术等项均有出口，每年输出额，据中药业人士估计约值1000000元。"这些出口药材中的部分如山药、泽泻、枳壳、使君子、姜黄等长期以来是建昌的土产，有些是建昌的特色加工炮制产品，由此可以推断建昌的中药外销当时在江西省外销药材中占有较大的比重，建昌对外的药材交易火爆。梅开丰《建昌帮中药业简史》记载，建昌药业的经营曾垄断了江西以及福建等大部分州县市场，还流传至汉口、上海、广州、昆山、常山、香港、台湾、澳门以及马来西亚、新加坡等地。

三、炮制有道

"药不到樟树不灵,药不过建昌不行。"樟树帮、建昌帮是江西两大地域性中药经营加工群体。四方云集而来的各种药材,经过樟树帮或者建昌帮的加工炮制,药物质量和治疗效果就能得到保证并提高。

1. 樟树帮

樟树帮的中药炮制坚持以中医药理论为指导,以提高药物疗效为原则,注重药物性能与临床结合,要求做到药为医用,药为病用。

樟树帮在中药炮制方面创造了一套自己独特的加工炮制工具,主要有铡刀、片刀、刮刀、铁锚、碾槽、冲钵、蟹钳、鹿茸加工壶、压板和硫磺药柜等。其片刀、铡刀尤为有名,面小口薄,轻便锋利,被称为"樟刀"。

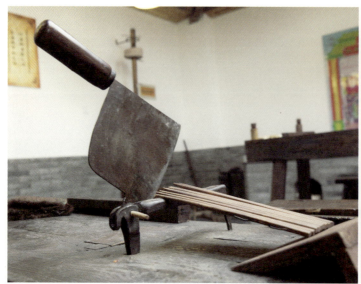
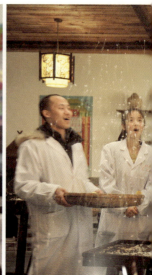

樟树帮切刀

樟树帮的辅料非常讲究，固体辅料有糙米、蜜麦麸、白矾、豆腐、灶心土、滑石粉、油砂、红糖及其他药物等，液体辅料有酒、醋、盐水、姜汁、蜜汁、甘草汁、皂角汁、米泔水、米汤、山羊血、猪心血、鳖血、胆汁、羊脂油及童便等，所有辅料讲究地道，以当地土特产为主。

樟树中药饮片切制的传统工艺不仅花样繁多，而且极其精美，属国内少见，反映了我国历史上南方药都制药工艺的高超水平，是目前研究我国古代制药工艺极其重要的材料之一。用这种工艺制做出来的饮片不仅精细美观，而且能使药材与溶剂接触面增大，使药物成分能充分煎出。

樟树的中药炮制严格依照古法，要求"遵肘后，辨道地，凡炮制，依古法，调丸散，不省料，制虽繁，不惜工"，保证药材质量，提高药物疗效，因而享有良好的信誉。

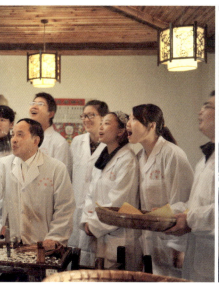
樟树帮白芍飞上天

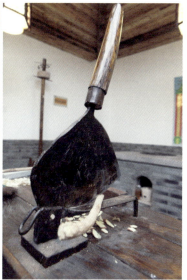
建昌帮切刀

2. 建昌帮

建昌帮也是我国南方的一个古药帮,发祥地在江西南城县建昌镇,以擅长传统加工炮制著称。

建昌帮多名师巧匠,有一套独特的丸、散、膏、丹和饮片的炮制技术。其炮制工艺、工具及辅料特色鲜明,讲究形色气味,毒性低,疗效高。饮片外形美观,斜、薄、光、大、色艳、气香、味厚。

建昌帮工具独特,刀刨齐全,特色工具多。其切药刀与众不同,把长,面大,线直,刃深,吃硬,省力,可一刀多用,切片斜、薄、大、光。"雷公刨"不仅效力高,而且刨过的药片以纵片为多,均匀美观。其他各种材质的特种工具如枳壳榨、槟榔榉、香附铲、泽泻笼、茯苓刀、附子筛、麦芽篓、药坛、圆木甑、猪肝色刀石等,古朴简便,

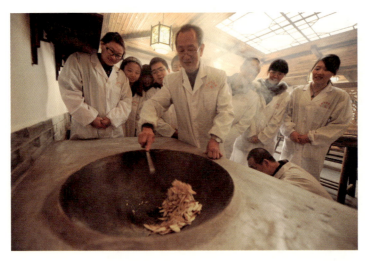

中药炮制现场教学

各得其所，运用有别。

建昌帮辅料选择独特，以谷糠炒药最有特色，如用谷糠煨、煅制药材，用蜜糠炒炙多种药材。谷糠还用于净选、润制、吸湿、密封养护等，使"南糠北麸"成为南北药帮炮制流派的一个显著区别。其他辅料如白矾、朴硝、童便、米泔水、硫黄、砂子等的运用也各有特色。

建昌帮炮制工艺多取法烹饪技术，严守净选、切制、炮制三关质量，讲究水性、火候等技巧。有经验的药工熟谙文武火候的运用，长于武火急速快炒，使饮片色艳、气香；用文火煨、炙，使饮片纯真味厚；精于各种去毒工艺，使饮片毒低效高。"建昌帮"有一系列独具特色的中药饮片，如煨附片、姜半夏、明天麻、贺茯苓、炆熟地、山药片等。仅附子一味就有煨附片、阴附片、阳附片、淡附片等四种炮制品。

第五章 养生智慧

YANGSHENG
ZHIHUI

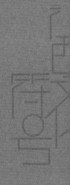

江西水源充沛，土地肥沃，物产丰茂，鱼米充给。在生活资料相对丰富的情况下，人们对健康长寿的追求更为自然和热烈，故神仙信仰甚为渊古。春秋战国以后，人文蔚起，儒道释相继兴盛，受道家服食炼形、释家净土禅定及儒家调息静坐之影响，江西的养生文化勃郁成风。

一、养生特色

江西地区自古以来就受到神仙观念和道家修炼思想的影响,宋明以后一直成为理学的发祥地和传播中心,因而养生文化勃郁兴盛,养生的实践技术特别发达,在导引按摩、调息静坐、食疗药养方面有许多创造性的成果。

1. 导引按摩,代有方家

导引按摩是形体养生最为悠久、有效的方法,也是在江西最受欢迎、流行最广的民间健身技术,这与道教文化的兴盛密切相关。许逊是早期道教的追随者,后来成为忠孝净明道的一代宗主。他创造了灵剑子导引术,是第一个以明确的程序化方式描述导引术势的导引家,所著《灵剑子》载录了五脏导引术十六势,是现存导引文献中最早记载导引术势和五脏导引的文献。此后,朱权的《活人心法》

所载的"导引法"和"去病延寿六字诀"是现存最早的"八段锦"和"六字诀法"文献。龚廷贤《小儿推拿秘旨》，是现存第一部小儿推拿著作。清代徐文弼《寿世传真》明确提出"延年却病以按摩导引为先"的说法，所列外功包括"身功、首功、面功、耳功、目功、手功、足功、肩功、腹功、腰功、肾功等，即是全身部位按摩法"。

2. 调息静坐，理学尤重

调息静坐在江西的学人中广为流行，且与儒家理学的形成发展密切相关。自周敦颐《太极图说》始，儒家敬静修持之道即逐渐成为风尚，后来朱熹又倡导"半日读书，半日静坐"并且撰文《调息箴》，自此调息静坐成了理学家们通往性命之学的不二法门，及至阳明后学诸子更是笃行不废，像聂豹、罗洪先都是力主静坐的学者，罗洪先更是终生以静坐为修身之务，至死不懈。

3. 食疗食养，别具风格

食疗食养是中医最普遍的养生方法，但在江西又自成特色。在食疗方面，元代李鹏飞不仅重视食物之宜，更加关注食物之忌，所以在《三元延寿参赞书》中对150多种食

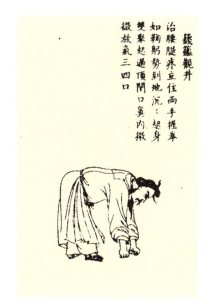

导引图

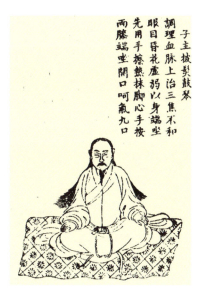

调息静坐图

物的不良影响作了系统介绍，只书其损不书其益，提醒人们充分认识各种食物的弊端，可谓独具匠心，别具一格。江西人因地土之宜，重视鸡鸭鱼肉之补，不甚追求牛羊鹿狗之益。清末鄱阳人章穆所撰《调疾饮食辨》一书，载录食物653种，精析食物药性，详细阐述饮食与疾病的关系，批评饮食调疾的一些弊俗，对李鹏飞的思想有所继承和发挥。而在药养方面，普遍重视药酒和冬令进补，即便是偏僻山村，只要家有老人，几乎家家都有自制烧酒浸泡药酒的习惯，期舒筋活血、祛风止湿。冬令进补则以全鹿丸、十全大补丸、卫生丸、乌鸡白凤丸、六味地黄丸为大众标配。市售药酒则以虎骨酒、史国公酒、风湿止痛酒、杜仲酒、参茸酒等最为畅销。这种习尚不仅和北方大异其趣，就是和邻近的湖南、湖北、福建、广东也大为不同。

二、养生大家

1. 导引灵剑许真君

许逊(239—374),字敬之,江西南昌县人。晋朝时期著名道士,道教净明派祖师,被尊称为"许天师、许真君",与张道陵、葛玄、萨守坚并称为四大天师。他天资聪颖,五岁入学,十岁知经书大意,后立志为学,精通百家,尤好道家修炼之术。二十九岁时出外云游,曾拜吴猛为师,得其秘诀。后又与当时的大文人郭璞结交,访名山福地,觅修真炼丹之所。善养生术,治病常兼用丹药符咒等。著有《灵剑子》《剑灵子引导子午记》,为现存较早的脏腑导引著作。

东晋元帝大兴四年(321),许逊隐居

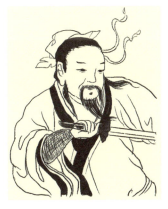

许逊画像

南昌南郊梅仙祠，创办道院，名太极观，额曰"净明真境"，立净明道派，其宗旨为"净明忠孝"。传说许逊活到136岁，于东晋宁康二年（374）八月初一日合家四十二人及鸡犬一齐飞天成仙，世人尊奉他为"许仙"。

许逊擅长内丹气功。"内丹"一词的明确概念首见于《灵剑子》："凡服气，调咽用内气号曰内丹，心中意气存之，绵绵不得，用上段外气引外风，损人五脏。"许逊所论"内丹"，不借用外丹铅汞鼎炉之说，亦不用深奥的八卦之理，而是直接用中医学的理论和方法阐述功理功法，无一丝神秘色彩，让人一看就懂，一学就会。这可能与他长期在下层民众中传道有关。

"气功"一词也首见于许逊所著《净明宗教录》的"气功阐微"。练功时结合自然界的阴阳，以调整体内"阳溢"（阳亢）"阴覆"（阴虚）的病理状态，使之回复到阴阳平衡的正常生理状态，即所谓"阴平阳秘，精神乃治"的最佳状态，以确保生命活动的持久进行。

许逊在《灵剑子引导子午记》中说："调息，心无外缘，以神驭气，闭神庐（脑，亦指目）以定火候，开生门（脐）而复婴儿，圣胎内结，握固凝然。卫生之经，思过半矣。自子至午为炼阳，自午至酉为炼阴，阳主乎动，阴主乎静。阳不欲溢，阴不欲覆，阴平阳秘，精神乃治。"许逊非常强调心在炼内丹气功中的主导作用："心正则神调，神调则道气足矣!道气足才能运精气上通泥丸,下达两肾,调和百关,理疗千瘵万病。"

2. 补养练真施肩吾

施肩吾(780—861),字希圣,号东斋,自号栖真子,唐洪州(今南昌)人。唐元和十五年(820)登进士第,因自伤孤寒,深惧仕途险恶,即离京东归。酷好道教神仙之术,后隐居洪州西山(今江西新建)修道,世称"华阳真人"。

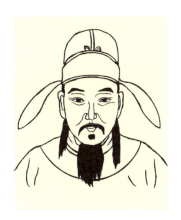

施肩吾画像

施肩吾为唐代著名诗人、道学家、气功养生家、民间开发澎湖第一人。因家境贫寒,施肩吾少时在桐庐分水镇东面五云山和尚寺读书。唐元和十五年(820),施肩吾参加殿试,被钦点为状元。习《礼记》,有诗名,其人趣尚烟霞,慕神仙轻举之学,诗人张籍称他为"烟霞客"。

他在《与徐凝书》中自谓"仆虽幸忝成名,自知命薄,遂栖心玄门,养性林壑。赖先圣扶持,虽年迫迟暮,幸免龙钟,其所得如此而已"。又在《述灵响词序》中称"慕道年久",览《三静经》而行"三静关"法,以开成三年(838)正月一日"闭户自修,不交人事"。其著《养生辨疑诀》、《钟吕传道集》等,存于《道藏》洞神部方法类,其养生之说亦见于《道枢》;有诗集《西山集》,已佚,《全唐诗》收一卷;又有《西山群仙会真记》,也已收入《道藏》。

施肩吾身出寒门,恩师亡故,而巧遇挚友白居易,荐为洪州刺史李宪幕僚。长庆四年(824),为捕蝗赈灾而擅自开仓,为防响马劫粮,情急之下在粮船上插杏黄旗,分赴各地赈灾,抢救了一大批即将饿死的灾民。百姓对他感恩戴德。但此举却被朝廷所不允,上司李宪被贬。朝廷腐败,官员拉帮结派,勾心斗角,互相残害,施肩吾不愿混迹其中,于是写了一首《上礼部侍郎陈情》诗,表示要回故里。未待朝廷授官,他就跑到江西洪州潜心学道修仙。著有《养生辨疑诀》《黄帝阴符经解》《太白经符颂》等著名道学著作。

唐文宗太和初年(827),施肩吾率领族人渡海到澎湖列岛定居,成为民间开发澎湖第一人。离开家乡前夕,他为自己修建假坟,祈求晚年魂归故里。咸通二年(861)卒于澎湖。其后,族人将他和夫人的寿棺一同送移故乡新城县贤德罗梦山(今花家山)安葬。

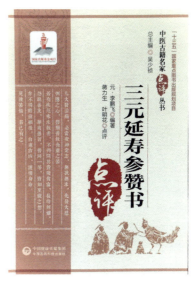

《三元延寿参赞书》书影

3. 三元延寿李鹏飞

李鹏飞（1222—？），字廷赞，晚年号澄心老人，江西九江人，元代著名养生家、医家。著《三元延寿参赞书》，另有《救急方》，已佚。《三元延寿参赞书》为一部中医养生文献，该书广引历代文史、医学、宗教养生名著，其编辑体例和养生观念具有创新之处。编排条例按照天元之寿精气不耗者得之、地元之寿起居有常者得之、人元之寿饮食有度者得之等分部，清晰合理。书中养生观点吸纳了儒释道三家之说，内容丰富而颇具启发性。

李鹏飞力主"三元"养生学说，其学说在中医养生文化史上占有重要地位。其养生学说的核心观点：人体有天元、地元、人元三元，每一元各主六十岁，如果能够固护人体三元就可以达到延年益寿的效果。人们养生首要在于固护人体肾中精气，房事有节制，注意房事禁忌事项以培养人体天元；其次，日常起居规律，不违背常规劳作，保持情志的舒畅以保养人体地元；养护后天之本——脾胃，避免过饥、过饱、偏食、挑食，保持食物的干净卫生，饮食有度以守护人元。如果能够守护好天元、地元、人元，那么健康长寿就能实现。

"三元"养生学说的由来具有传奇色彩。据说宋咸淳三年（1267），李鹏飞在赶往杭州参加科举应试的路上，途经飞来峰，在云飞雾绕的山路上偶遇一位束发盘髻、身着一袭紫色道袍、年过百岁、鹤发童颜的宫姓道人。他觉得道人十分面善，脑海中浮现出十年前在庞居士家见过的一位仙风道骨的采药道人的身影。他心中一惊，又细细打量一回眼前的紫袍道人，道人的面容与十年前采药道人丝毫没有改变，只是衣着稍有不同。李鹏飞对此惊叹不已，连忙向宫道人行礼，追问驻颜的秘方，讨教延年益寿的方法。在李鹏飞再三请求下，宫道人传授他"三元"养生方法并赠与养生图两幅。

李鹏飞遵循宫道人的教导，博览古今养生书籍，践行养生方法，总结出"三元"养生学说，于至元二十八年（1291）著成《三元延寿参赞书》。"三元"养生说由此被广大养生家所知并践行。

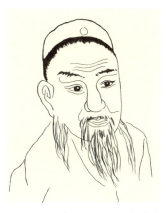

朱权谱像

4. 神隐形显朱宁王

朱权（1378—1448），明太祖朱元璋第十七子。洪武二十四年（1391）册封藩王，逾二年而就藩大宁，号曰宁王。卒谥"献"，世称"宁献王"。当时朱权带甲八万、革车六千，所属皆骁勇善战，曾数会诸王出塞捕虏，肃清沙漠，威镇北荒，在守疆卫国中建功多多。然而，历史往往不以人们的意志为转移，命运也常常有意无意地改变人生的轨迹。这样一位神武英俊意气风发的青年王子，"正宜屏藩朝廷，永膺多福，而遽至于大故，是故有命"。"大故"者，即所谓"靖难之役"也。朱元璋死后，皇孙朱允炆即位，朝臣谋削诸藩势力。燕王朱棣首先发难，起兵反叛。朱权被裹挟其中，朱棣用一句"事成当中分天下"的谎言为诱饵，以阴谋毁其封国，夺其军队，将朱权罗入燕军，"时时为燕王草檄"，成为朱棣的同谋。打了三年多硬仗，等到功成之后，朱棣却背信弃诺，自己当了皇帝，把朱权改封于南昌。此时的朱权虽心中有怨，但他深明历史，洞悉政治风云的诡谲，而且迫于现实的猜忌压制和中伤诽谤，只能选择改变，放弃对政治权力的追逐争夺，转而讲求黄老，慕仙学道，以另一种智慧谱写人生的篇章。正是这种改变和放弃，不仅保全了自己的身家性命，能"福寿兼全，哀荣始终"，使祖世无患，而更重要的是以他惊人的创造性才华和至老弥勤的充沛精力，在文化学术领域拓疆辟土，著述不已，营造了另一个王国。

朱权改封南昌后，从此深自韬晦，潜心学术。"所居宫庭无彤彩之饰，覆殿瓴甋瓦，不请琉璃。构精庐一区，莳花艺竹、鼓琴读书其间，故终长陵之世，不被谴责。"此时的朱权，榜其精庐曰"神隐"，自号臞仙、涵虚子、壶天隐人、丹丘先生、玄洲道人、妙道真君、遐龄老人等，表明其隐于学术、隐于道学的志向。从表面上看，朱权确乎"生于黄屋之中，而心在于白云之外；身列彤庭之上，而志不忘乎紫霞之想"，时或坐石观云，或茅亭酌月，作逍遥游状。然而实际上，他却在学术上潜心钻研，神龙见首不见尾。一时间，他针对"江右俗故质朴，俭于文藻，士人不乐声誉"的习惯，大胆地"弘奖风流，增益标胜"，大力推动地方文化的建设，以形成博雅风流的文化氛围，使南昌地区的人文风气为之一变。此后，他又大力刊布书籍，或撰写，或编集，或辑录，并在王府设立刻书馆，对古籍的保护、传播厥功甚大焉。不仅如此，朱权自己或亲自操觚，

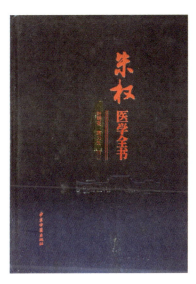

《朱权医学全书》书影

或精心组织,一生以著述为务,撰写编集了大量著作。据记载,朱权一生编撰的著作多达137种,有书目可确考的就有135种,现在存世的传本也有30多种。其著内容涉及历史、文学、艺术、戏剧、医学、农学、宗教、兵法、历算、杂艺等多个方面。

朱权晚年好道,所言多为神仙隐逸之事,尤其精于黄老之术,讲求修身炼养之道。一方面,以道为崇,寝馈于修持炼养;另一方面,以医为尚,钟情于药食护身。在道学方面,朱权撰著《天皇至道太清玉册》等宗教著作近50种,其中与道家炼养相关的就有《造化钳锤》《注解道德经》《道德性命前集》《阴符性命集解》《命宗大乘五字诀》《内丹节要》《长生久视书》《注解阴符经》《注解清静经》《注解大通经》《注解太上心经》《救命索》等12种。而在医药养生方面,朱权编撰的专门医药方论和养生著作有《活人心法》《寿域神方》《乾坤生意》《乾坤生意秘韫》《续洞天清录》《运化玄枢》《臞仙神隐》《臞仙修身秘诀》《庚辛玉册》《茶谱》《焚香七要》等十一种。此外,还刊刻《神应经》《十药神书》《素问病机气宜保命集》《小儿灵秘方》等医书数种。

5. 卫生真诀罗洪先

罗洪先(1504—1564)，字达夫，号念庵，江西吉水人。出生于官宦之家，自幼才思敏捷，九岁就可以熟读古文，22岁举进士，26岁高中状元，授官翰林院修撰。

嘉靖二十年（1541）世宗因常年祈求长生不老之术，荒于政务，罗洪先和好友唐荆川及赵时春一同劝谏世宗让太子兼行政务，不料惹恼世宗而被罢黜，后一生未再入仕。归乡之后，罗氏常寄情于山水之间，游览青原、玄潭、衡岳、龙虎山、匡庐、楚山等地，并留下了根据实际距离的比缩成的方格图《广舆图》。

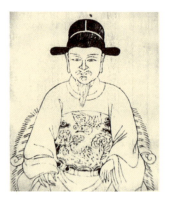

罗洪先画像

罗洪先对天文地理、礼乐典章及中医药文化都有涉及。

在养生方面，罗洪先调息静坐注重精神调护，倡导无欲的境界，收敛精神。

中和思想是中国传统文化的精髓之一，罗洪先的中和养生思想传承于儒家，融合于道家，运用于社会实践，也影响了自身之养生。

　　罗洪先自幼便喜欢养生，后来更多方寻找养生的方法。他云游各地，拜访名山，有一天游于洛阳时见到一位神清气爽、气宇轩昂的老人，见其年纪很大但气色好于常人，便和老人交谈起来且谈到如何养生的问题。老人见罗洪先心诚且求学之心笃甚，便将《卫生真诀》传授于罗洪先，并告诫他不要外传。罗洪先于是按书里的调息静坐之法进行调养。

　　罗洪先注重调息静坐养生和他的朋友也有关系。当时有位道士方与时与罗洪先有交往，擅长调息之法，称修习此法可以长生，罗洪先开始不相信。后来，方与时又告诉罗洪先，他有使自己澄澈内心的方法，并邀请罗洪先一同前往楚山静坐修习调息静坐之法。罗洪先与好友王龙溪一同前往楚山修习调息静坐之法，后王龙溪觉得没什么大用就先行离开，而罗洪先继续在楚山静坐三月余。在楚山静坐三月期间，罗洪先写下了著名的《夜坐》诗十首，并在诗中多次强调静坐带给他的心静的体验及感知力的提高。

6. 寿世传真徐文弼

　　徐文弼（1706—1787），字勷右，号苙山，又号鸣峰，超庐居士，江西丰城城西里垱徐家人。

　　徐文弼自幼业儒，乾隆六年（1741）中举人，历官江西鄱阳教谕、四川永川知县、河南伊阳知县。一生涉猎甚广，长于诗文，学养丰厚，著作颇丰，著有《汇纂诗法度针》《新编吏治悬镜》《萍游近草》等书。徐文弼虽然不是医生，但喜辑录验方，并极重视养生，是当时全国颇有名气的养生家，著有《寿世传真》，备述养生之要。除《寿世传真》一书外，徐文弼尚辑有《洗心辑要》《攒花易简良方》及《新编救急奇方》等多部医学书籍。

徐文弼提出养生应当根据自己的实际情况进行，遵循生活规律；提出养生原则就是精气神的养护，重视脾胃的调养；在养生的方式上总结各家之所长，包括外功之导引法、内功之调息静坐、四时调摄及宜忌、饮食养生、预防疾病等。他提出的十二段锦经过潘霨、王祖源的修撰而广为流传。

徐文弼撰写的《寿世传真》具有重要的养生学意义。该书在前人养生经验的基础上，加上作者自己的实践经验而撰成，内容丰富，方法简便易行而又切合实用。后世如《卫生要术》等养生书籍大量引用其中内容，可见其价值。该书所载养生方法直至现代也未过时。

他的一位好友经常饮用人参来补益身体，但是没有什么用，遂向他请教是什么原因。他四诊合参后发现好友的疾病并不是气血不足引起的虚症，而是由于生活条件好，过食肥甘厚腻的食物引起的实症，进补人参适得其反，遂给好友开了消食的药物，好友身体果然有所好转。这件事让他认识到补益的时候不应一味求好药、贵药，而是应该根据自身的情况选择药物。考虑到《寿世传真》应为更广的人群服务，他又选择一些便宜的药物制作补益之药，深受百姓推崇。

7. 调疾饮食章杏云

章穆（1743—1813），字深远，晚号杏云老人，江西鄱阳人。章氏自少好学深思，博学强记，读书必手抄笔录，每夜抄书五百字，寒暑无间。章氏既博览群书，又善医，"多治奇疾"，是一位学验俱富的医家。同里曹建称其"积籍颇富，自少而壮而老，未尝一日废学，资敏善记，数千言过目三遍，便能成诵，永不忘。更精医理，家虽贫，曾不知阿堵为何物。闻相识有奇险症，敞衣破盖辄亲往，无难色。指下活人无数，人望之如生佛云"。

章氏著述颇丰，著有《调疾饮食辩》《四诊述古》《伤寒则例》《药物指南》《五种心法》等书。

章氏从医 50 多年，见误于药饵、饮食者不在少数。认为药饵之误，罪在医，而饮食之误，医者也不得辞其责，遂以李时珍《本草纲目》为宗，诠理则折衷于汉魏六朝以来历代数百家之说，举世间食物为六类，论说物理病情，著成《调疾饮食辩》。《调疾饮食辩》是中国食养食疗文

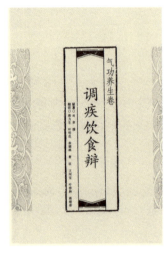

《调疾饮食辩》书影

化的代表作之一,又名《饮食辩录》。该书分六卷,收载药用食物600余种。此书集作者毕生的临证经验与广博的文献知识,以缩编评述的方式,系统地介绍了药用食物的名实、产地、性味、功用宜忌,并广征博引,考订评述,辞畅理明,表述见解独到。该书对食物药性的辨析十分精辟,说理透彻。

《调疾饮食辩》是一本讲解用食物来预防和治疗疾病的本草学专著,主张饮食必须与病症相结合。保养脾胃,"脾胃为后天之本",一切食物必须经过脾胃的消化才能使各种精微物质流经人体发挥作用,故食疗首重脾胃。

《调疾饮食辩》对鄱阳湖地区的药物品种及特产的介绍十分具体,对研究地域性医药史具有重要参考价值。该书还在一些品物之下记述了不少清代对盐政、水利、岁差、课税的情况,是研究清代社会经济不可多得的参考材料。

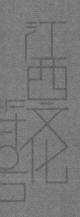

第六章 创新发展

CHUANGXIN
FAZHAN

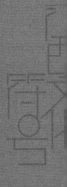

中华人民共和国成立后,江西中医药文化在守正传承的基础上开拓创新,无论是临床技术、养生实践、药都建设,还是中医教育、国际交流都获得快速发展,取得了一系列成就。

一、热敏灸法,天香四溢

  热敏灸是采用点燃的艾材产生的艾热悬灸热敏穴位,激发透热、传热、扩热、非热觉、喜热、身烘热、面红(或额汗出)、肢端热、胃肠蠕动反应、皮肤扩散性潮红等艾灸得气活动,并施以个体化的饱和消敏灸量,从而提高艾灸疗效的一项新灸法。它的最大特点是高效激发得气、气至病所,因此具有温补阳气、温化寒湿、温经通络、温养心神等作用。热敏灸的热刺激可以通过激发体内固有的调节系统功能,使失调、紊乱的生理生化功能恢复正常,具有双向调节、整体调节、品质调节、自限调节等特点。

  以江西中医药大学陈日新教授为首的科研团队历经32年的系统研究,发现了灸疗过程中的灸疗热敏现象及其规律,突破了长期以来对腧穴的传统认识,揭示了腧穴敏化态新内涵,创立了热敏灸新技术,开创了一条治疗疾病的

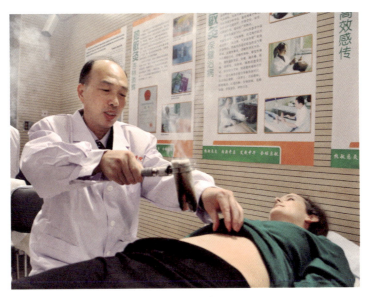

热敏灸疗法

内源性热敏调控新途径,从而建立了全新的灸疗理论体系、技术体系、临床操作规范,大幅度提高了灸疗疗效,显著提升了灸学的社会服务能力。

2006年10月28日,热敏灸技术通过江西省科技厅组织的科技成果鉴定。2008年3月,"腧穴热敏化临床研究"获江西省科技进步一等奖。2015年12月,热敏灸技术的创立及推广应用获国家科学技术进步二等奖。2016年,世界中联热敏灸专委会发布了热敏灸技术标准,并在2018年将其提升为世界中联国际组织标准。

热敏灸在治疗过敏性病症、脊柱关节痛症、功能性胃肠病症、宫寒性妇科病症、男性前列腺病症及强身健体保健等方面有独特优势。2011年9月,全球首家热敏灸医院在江西南昌开办。2012年12月,江西热敏灸医院高安分

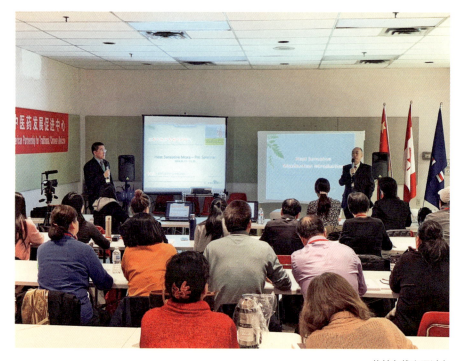

热敏灸推广研讨会

院开办。2014年,江西省热敏灸联盟组建。目前省内已有55家联盟分院,在省外建立了10家分院,在山东博兴建立了热敏灸肿瘤康复基地;在国外开办了葡萄牙分院、瑞典分院、瑞士分院、加拿大分院。这标志着热敏灸成果的临床规模转化。目前,全国已有27个省区市的500余医院应用热敏灸技术。2011年,江西中医药大学成立了全国首个灸学院,专门培养大学本科生、硕士生、博士生灸学人才,以满足社会对热敏灸高级人才的需求。美国、日本、德国、新西兰、澳大利亚、瑞典、瑞士、葡萄牙等20多个国家的针灸师来江西中医药大学灸学院学习热敏灸技术。

热敏灸技术不仅有很好的医疗作用，而且在强身健体、促进慢性病康复、居家养老等方面的优势也日益凸显。2017年12月，山东省潍坊市峡山区太保庄建设了全球首家热敏灸小镇，2018年建设了江西高阜热敏灸小镇，标志着热敏灸走进千家万户，探索有中国特色、中医特色国民健康新模式迈出新的一步，为热敏灸助力精准扶贫、健康中国提供了样板。

在2020年初抗击新冠肺炎疫情的战斗中，热敏灸技术进入隔离病房，取得显著疗效，成为江西省乃至全国首个中医灸法技术援鄂项目。本次热敏灸参与治疗新型冠状病毒肺炎，开启了灸法治疗疫病的新思路。

二、养生文化,缤纷五彩

改革开放以来,随着社会经济的发展和人民生活水平的提高,养生保健已经成为老百姓日常生活的基本内容,人们养生的意识逐渐增强,对养生文化的研究日益深入,养生人才培养成为中医教育的重要内容,养生实践和传播成为新的社会业态。在养生方面,江西做出了有益的探索,取得了不错的成绩。

在养生文化研究方面,江西省先后成立了江西中医药大学健康养生研究所、南昌市中华传统养生研究会、江西省中医药学会养生康复分会、江西省治未病研究分会等研究机构和团体。这些研究机构和团体从不同的角度开展了对养生思想理论的研究和对养生方法经验的探索总结。

江西中医药大学健康养生研究所秉承"深化中华养生研究,繁荣中医养生学术,弘扬中医养生文化,彰显中医

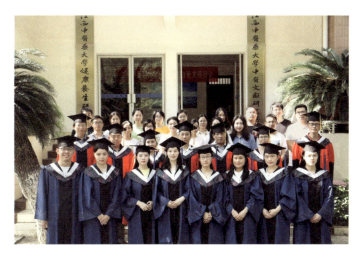

中医养生学研究生培养

养生优势,培养中医养生保健专门人才,为社会健康事业服务"的宗旨,开展科学研究、学科建设和人才培养,在养生理论、养生经验和养生文献研究方面取得了不俗的成就。

理论研究上,主持完成国家"973"项目课题"中医养生理论框架结构研究",初步构拟了中医养生理论体系框架。在方法经验研究上,主持完成国家科技支撑计划项目"全国名老中医养生保健经验挖掘整理与推广应用研究"及国家行业专项"中医传统养生方法系统整理研究"等课题,通过对全国300多位名老中医养生经验和传统养生方法的系统研究,不仅总结了名老中医养生的特点和规律,还对历代中医养生的方法经验进行了较全面的整理,构建了"全国名老中医养生经验数据库"

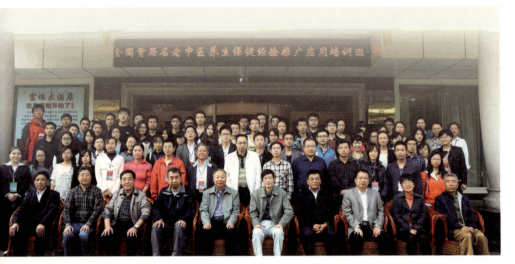

养生保健经验推广培训班

和"历代中医养生文献数据库",出版了《大国医这样养生》《医道寿养精编》等著作。在养生文献的整理方面,先后参加主编《中国养生文献全书》《中华医藏》等国家大型古籍整理项目,收集了一万多种古籍版本,整理出养生古籍810种,构建了《养生古籍版本资源数据库》,为进一步整理研究养生古籍奠定了基础。

在科学研究的同时,江西中医药大学健康养生研究所还在学科建设与人才培养方面取得了较好的成绩。2012年,该所中医养生学学科获批为国家中医药管理局"十二五"重点建设学科,2013年成为全国唯一的中医养生学硕士学位点,2018年获批设置中医养生学本科专业。

中医药健康旅游产业是以独特且底蕴深厚的中医药资源为载体,以传承弘扬和创新发展传统中医药为目标,围绕中医药文化、健康理念及养生、康复、医疗技术方法体验为核心,通过多种旅游活动方式,以达到健康促进、疾病防控、文化传播目的的专项旅游。这是一种以传统中医、中草药和中医疗法为核心资源形成的业态集合,集旅游、度假、休闲、购物、文娱、养生、保健、疗养、康复、科普、科考等于一体的新型产业。

目前,江西省上饶市被列为全国中医药健康旅游示范区,新余、德兴、黎川、婺源被列为健康旅游示范基地,婺源县、大余县、资溪县被列为国家森林康养基地。江西省的中医药健康旅游产业蓬勃发展。

三、药都建设，气象更新

近年来，樟树市围绕药材交易会、中医药文化节、博物馆、中医药健康旅游及药膳开发，合力打造樟树中医药文化名片，推动樟树中医药事业持续发展，樟树中医药事业呈现欣欣向荣的景象。

作为全国三大药交会之一，樟树药材交易会已经走过半个多世纪的历程，是江西一块响当当的金字招牌，在全国中医药界声誉卓著。樟树药材交易会始于1958年，第一次樟树全国药材交流会在清江饭店举行。到2020年，樟树药材交易会已经举办51届。

结合药材商品交易会，樟树市还每年定期举办中医药文化节，展示中医药文化，秉承历史文脉，把推动中医药特色产业作为振兴全市经济的战略举措，通过不断壮产业、延链条，构建种药材、建药企、开药会、办药校、观药景、

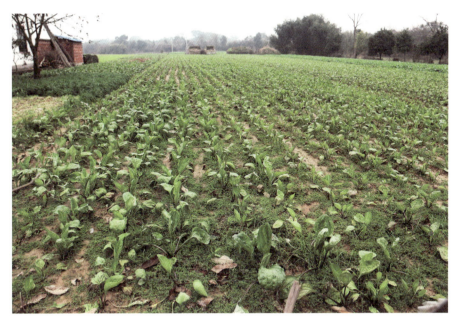

车前草种植基地

吃药膳、泡药浴、养药生的全产业链发展格局，持续擦亮"中国药都"金字招牌。

中国药都中医药博物馆位于樟树岐黄小镇，总建筑面积1.6万平方米，展陈面积约1万平方米，是目前全国规模最大的中医药博物馆。该馆通过传统展示与高科技的有机结合，从不同的角度生动形象地展现了樟树悠久的药文化历史和樟树帮药业发展历程。

近年来，樟树市发挥药都资源优势，大力推进"中医药+旅游"产业融合，构建观药景、吃药膳、泡药浴、养药生的大健康旅游产业链，擦亮"中国药都·养生福地"旅游城市新名片。樟树持续推进将药元素融入项目建设，不断提升旅游内涵，把挖掘中医药文化、讲好樟树药业故事作为推动中医药与旅游深度融合的重要内容，让游客体验千年药都的神奇魅力。

　　源远流长的樟树药业，不仅孕育了阁皂山、三皇宫等药业胜迹，而且留下了诸多宝贵的文化遗产，樟树药膳就是代表之一。随着药业的发展，樟树中医药形成了独具一格、具有鲜明地方特色的药都养生美食药膳文化。

四、中医教育,磅礴发展

江西的中医高等教育肇始于清末民初。光绪年间,南昌就办有一所具备高专性质的医学堂。20世纪三四十年代,南昌先后举办过5年制的江西中医专门学校、3年制的江西中医学校。1953年,江西中医进修学校创办。1958年,江西中医进修学校更名为江西中医专科学校。1959年5月19日,在江西中医专科学校基础上成立了6年本科制的江西中医学院,江西有了第一所由国家兴办的中医高等学府,中医药高等教育翻开了崭新的一页。2013年6月,江西中医学院更名为江西中医药大学,实现了江西中医药高等教育质的飞跃。

60多年来,江西中医药大学始终围绕立德树人根本任务,坚持以"培养适应社会进步和中医药事业发展需要,具有市场竞争力的实践型创新型创业型人才"为目标,在

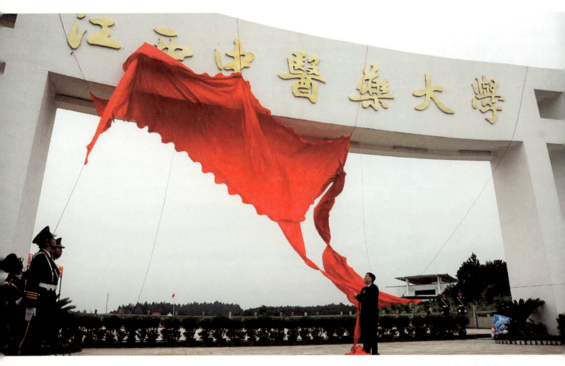

江西中医药大学揭牌仪式

基础素质教育、实验教学、专业素质培养、创新创业教育等方面探索构建了人才培养新模式,累计为国家和社会培养了10余万高素质中医药人才。

60多年来,江西中医药大学始终坚持"为国家改革发展服务,为中医药事业发展服务,为地方经济发展和社会全面进步服务"的办学宗旨,致力于建设高水平有特色的世界中医药名校,积极服务于江西中医药强省战略,在产学研结合办学、医药卫生和中医药国际化战略等方面做出了突出贡献。建有50个省部级以上科研平台,学校自主原创的热敏灸技术的创立及推广应用、"中药制造现代化——

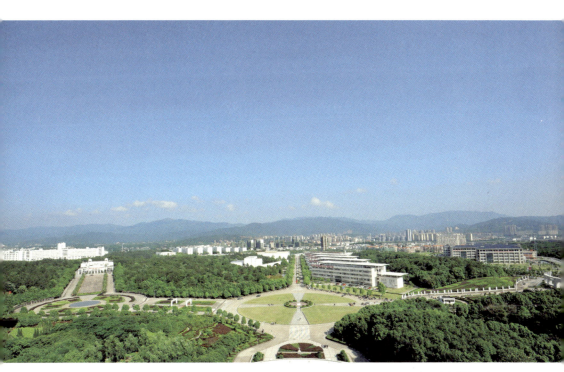

江西中医药大学校园全景

固体制剂产业化关键技术研究及应用"获国家科技进步二等奖,分别填补了江西医学研究领域和药学研究领域的空白。学校培育了国家级高新技术企业——江中集团,大力推广以热敏灸为代表的中医适宜技术,为"健康江西""健康中国"建设做出了积极贡献。在2020年新冠肺炎疫情防控工作中,江西中医药大学发挥中医药专业和人才优势,探索了中医战"疫"的江西经验,书写了江西中医药战"疫"的合格答卷。

五、国际交流，无远不臻

江西中医的对外文化交流始于20世纪80年代，从最初的接受港澳台学生，到广泛的国际交流合作，从请进来到走出去，走过了一条不断开拓探索而又风生水起的进取之路。

在请进来方面，积极推进国际化人才培养，与30多个国家和地区的教育科研机构建立长期合作关系，为39个国家培养了2000余名医学人才。仅在"十三五"期间，江西中医药大学国际教育的规模就扩大到在校国际学生1414人，连续5年位居江西高校之首，在全国中医药院校中名列前茅。在校国际学生主要来自美国、瑞典、印度、巴基斯坦、坦桑尼亚、赞比亚等32个国家，分布在中西医临床医学、中医学、针灸推拿学等专业。

在走出去方面，积极响应"一带一路"倡议，推进中医药国际交流与互鉴,在葡萄牙、瑞典、瑞士、突尼斯、加拿大、乌兹别克斯坦等国建立了中医中心或热敏灸分院,与韩国共建世明大学孔子学院。

1. 中乌传统医学中心

中乌传统医学中心是在中国外交部、国家中医药管理局、驻乌大使馆及乌兹别克斯坦卫生部、驻华大使馆等中乌两国政府部门支持指导下的"一带一路"中医药合作项目。通过建设集中医诊疗平台、人才培养、药材种植加工与科研、药品进口贸易和出口贸易于一体的中乌传统医学项目,探索中医药走向世界的新途径。该中心于 2020 年 6 月 15 日启动试运营。

2. 中国—北欧中医药中心(瑞典)

2017 年,江西中医药大学与瑞典碧云中医药大学签署战略合作框架协议,共建"北欧中医药中心",2017 年 9 月正式挂牌。2017 年 11 月,瑞典 10 名学生赴江西中医药大学进行了为期 10 天的热敏灸培训。该中心积极开展热敏灸培训、健康养生公益活动等中医药文化推广活动,受到了当地民众的广泛好评。

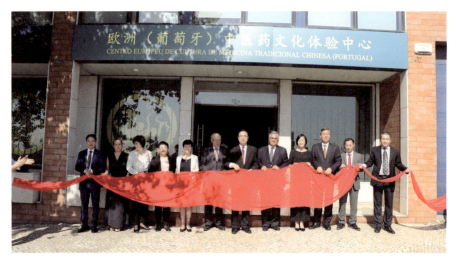

葡萄牙中医药文化体验中心

3. 中国—葡萄牙中医药中心

中国—葡萄牙中医药中心是国家中医药管理局批准的中医药国际合作专项。依托该项目，在江西省委、省政府的大力支持和指导下，江西中医药大学与江中集团联合在里斯本共建欧洲（葡萄牙）中医药文化体验中心项目。

4. 突尼斯中医中心

突尼斯中医中心自1994年成立至今，通过举办中突中医年会，组织专家赴突短期义诊，安排突方医生来我国进修，邀请突方卫生部及医院、学会人员来访，举办专题学术讲座等方式，加强友好医院建设，深化与突尼斯援助合作，扩大中医药文化国际影响。江西中医药大学附属医院先后派出24批次优秀医生赴突尼斯进行医疗援助，并每年接诊当地患者13000人次以上。

5. 加拿大热敏灸分院

2019年12月,江西中医药大学在加拿大阿尔伯塔针灸中医学院设立国际学院加拿大分院、江西热敏灸医院加拿大分院,推动热敏灸在加拿大的发展,全方位探索适合加拿大国情的中医药教育创新模式,便于更多的人在加拿大学习中医理论知识。

6. 韩国世明大学孔子学院

江西中医药大学与韩国世明大学共建孔子学院后,开展了一系列丰富多彩的中医药文化交流活动。在中医医疗方面,该院连续5年参加韩医药生物博览会并开展热敏灸疗法推广活动,接受热敏灸体验治疗的韩国民众达5000余人。"中华热敏灸"已成为韩医药生物博览会最受欢迎的项目之一。在中医药教育方面,该院为世明大学韩医学院学生开设中医基础课程外,先后举办"道家养生智慧""中医药健康养生旅游""药膳食疗"等健康养生讲座和"中韩医药学术研讨会""中韩日传统医药养生学术研讨会"等大型学术会议。世明大学孔子学院的创办和开展的一系列活动,有力推动了中韩两国传统医药领域的交流与合作,有效促进了中医药文化在海外的传播与发展。

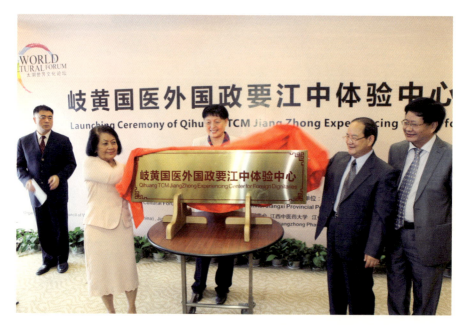

岐黄国医外国政要江中体验中心揭牌仪式

7. 岐黄国医外国政要江中体验中心

　　江西中医药大学还在南昌湾里创办了全国首个岐黄国医外国政要江中体验中心。该中心作为国外政要来中国体验中医、了解中医药文化的基地，先后接待了30多批次、200余名各国政要、大使和国际友人来赣体验中医药文化。各国政要和友人通过亲身感受传统中医的神奇魅力与疗效，在看中医、体验中医药文化的过程中，不断增加对中医的了解和认识，深刻领略传统中医药文化的博大精深。

后记

关注中医药文化，始终是我的志趣之一，尤其是对江西中医药文化的历史发展，几十年来都保持着饱满的研究热情。20世纪末以来，我先后主持完成了"江西医籍通考""江西地方志医药资料调查"等课题，并且主编校注了《喻嘉言医学三书》《朱权医学全书》等20多种江西医家的著作。应该说对江西古代医学的发展，已经有了较为全面的认识，遗憾的是没有一文述及江西中医药文化。作为一位忝列国家中医药管理局中医药文化建设与科学普及专家委员会的委员，心里难免不安，甚至有些羞愧。这次江西省委宣传部组织编写《江西文化符号丛书》，左铮云校长推荐我撰写《中医药文化》，于是欣然应允，承担任务。

尽管有着几十年"心向往之"的兴趣，也在不间断地研摩文献，但要在比较简练的篇幅里把江西中医药文化的辉煌历史做出较准确的介绍，其困难程度是我始料未及的。这毕竟是第一本全面讲述江西中医药文化历史的书，如何选择符号性的素材，如何达到丛书的主编意旨，真是"事非经过不知难"。好在半年多的写作过程中，得到了江西中医药大学、江西人民出版社的大力支持，以及众多朋友、研究生的真诚帮助。正是有了大家的支持帮助，才使我能顺利完成写作任务。值此，一并致以衷心的谢忱！

由于时间仓促，书中的错讹之处在所难免，敬祈中医同仁及读者诸君批评指正。

蒋力生

2020年12月

图书在版编目（CIP）数据

中医药文化 / 蒋力生著 . — 南昌：江西人民出版社：
江西美术出版社，2021.4
（江西文化符号丛书）
ISBN 978-7-210-12793-2

Ⅰ.①中… Ⅱ.①蒋… Ⅲ.①中国医药学－文化－江西 Ⅳ.① R2-05

中国版本图书馆 CIP 数据核字 (2020) 第 270998 号

出 品 人	张德意
编辑统筹	陈世象　方　姝
责任编辑	陈世象　陈才艳
责任印制	潘　璐
书籍设计	梅家强　韩　超
图书诵读	杨　帆　彦　磊　冯　雷　胡小昀　凌　洁　焕　之

江西文化符号丛书
中｜医｜药｜文｜化
JIANGXI WENHUA FUHAO CONGSHU
ZHONGYIYAO WENHUA

著　者：	蒋力生
出　版：	江西人民出版社　江西美术出版社
地　址：	南昌市三经路 47 号附 1 号
邮　编：	330006
电　话：	0791-86898815
网　址：	www.jxpph.com
经　销：	全国新华书店
印　刷：	浙江海虹彩色印务有限公司
版　次：	2021 年 4 月第 1 版
印　次：	2021 年 4 月第 1 次印刷
开　本：	710mm×1000mm　1/16
印　张：	14
ISBN 978-7-210-12793-2	
定　价：	60.00 元

本书由江西人民出版社、江西美术出版社出版。未经出版者书面许可，不得以任何方式抄袭、复制或节录本书的任何部分。（版权所有，侵权必究）

赣版权登字 -01-2020-607